河南省妇女人群健康素养提升项目

主审　周勇　郭万申　郝义彬

孕妇学校健康素养标准课件

名誉主编　武宏　赵圣先　吴超　王新军
主　　编　何景阳　张强　王军　刘芙蓉

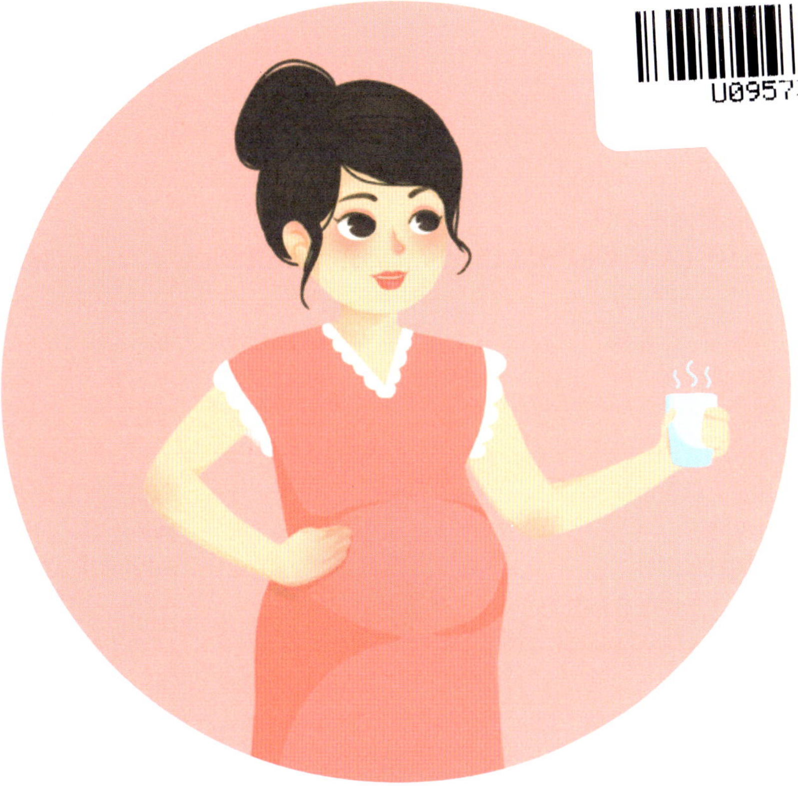

郑州大学出版社

图书在版编目(CIP)数据

孕妇学校健康素养标准课件 / 何景阳等主编. — 郑州 : 郑州大学出版社, 2023. 3
ISBN 978-7-5645-9503-6

Ⅰ. ①孕… Ⅱ. ①何… Ⅲ. ①孕妇 - 妇幼保健 - 课件 Ⅳ. ①R715.3②G434

中国国家版本馆 CIP 数据核字(2023)第 029256 号

孕妇学校健康素养标准课件
YUNFU XUEXIAO JIANKANG SUYANG BIAOZHUN KEJIAN

策划编辑	李海涛　李龙传	封面设计	陈　青
责任编辑	侯晓莉　杨　鹏	版式设计	陈　青
责任校对	薛　晗	责任监制	李瑞卿

出版发行	郑州大学出版社	地　　址	郑州市大学路 40 号(450052)
出 版 人	孙保营	网　　址	http://www.zzup.cn
经　　销	全国新华书店	发行电话	0371-66966070
印　　刷	河南文华印务有限公司		
开　　本	787 mm×1 092 mm　1 / 16		
印　　张	12	字　　数	285 千字
版　　次	2023 年 3 月第 1 版	印　　次	2023 年 3 月第 1 次印刷

书　　号	ISBN 978-7-5645-9503-6	定　　价	48.00 元

编委会名单

主 任 委 员 周　勇 郭万申 郝义彬

副主任委员 武　宏 赵圣先 吴　超 王新军

主　　　编 何景阳 张　强 王　军 刘芙蓉

副　主　编 王春晖 胡孟彩 刘仲珂 赵瑞卿

编　　　委 （以姓氏笔画为序）

王　硕 河南省妇幼保健院
王　璐 河南省疾病预防控制中心
冉红菊 洛阳市妇幼保健院
白瑞娟 郑州市妇幼保健院
刘爱清 河南省妇幼保健院
孙利环 河南省妇幼保健院
孙秀丽 濮阳市妇幼保健院
杜小娟 安阳市妇幼保健院
李玉婷 三门峡市妇幼保健院
李根霞 河南省妇幼保健院
杨　芬 平顶山市妇幼保健院
吴惠岩 河南省妇幼保健院
宋玉磊 商丘市妇幼保健院
张　进 河南省疾病预防控制中心
张　勇 郑州市疾病预防控制中心
张社芹 濮阳市疾病预防控制中心
陈　卫 河南省妇幼保健院
赵兰兰 鹤壁市疾病预防控制中心
胡　伟 周口市疾病预防控制中心
秦　一 河南省妇幼保健院
贾玉敏 郑州市妇幼保健院
徐冬梅 河南省妇幼保健院
彭　尧 河南省疾病预防控制中心
董灏彬 河南省卫生健康委员会
闫素玲 焦作市妇幼保健院

序

人民健康是民族昌盛和国家富强的重要标志，预防是最经济、最有效的健康策略。妇女是人类文明的开创者、社会进步的推动者和家庭和睦的呵护者，通过对妇女人群开展针对性健康教育，营造健康的生活环境，提升女性人群健康素养水平，增强“每个人都是自己健康第一责任人”的意识，可以有效促成个人、家庭、单位和社会养成健康行为和生活方式，进而保障人类经济社会的健康可持续发展。

起航“十四五”，河南省认真落实中国妇女儿童发展纲要各项要求，探索出以深化医改为契机、以妇幼健康服务能力提升为抓手，着力破解制约发展的难点瓶颈问题，持续推进妇幼健康事业高质量发展，妇幼健康事业取得了超越性成就。一是注重顶层设计，强化妇幼保健体系建设：将妇幼保健机构纳入省委、省政府建设“市级四所医院”“县级三所医院”重大工程，已建成三级妇幼保健院 16 家、二级妇幼保健院 99 家；全省实施妇幼保健机构体制机制创新试点，落实“两个允许”要求，激发发展活力。二是注重主动作为，强化妇幼健康服务效能：连续六年将适龄人群免费产前筛查与产前诊断、新生儿疾病筛查以及妇女宫颈癌、乳腺癌筛查纳入省委、省政府重点民生实事持续推进。三是注重强基固本，强化基层妇幼健康服务能力提升：已有 1 636 个乡镇卫生院和 35 027 个村卫生室达到标准化要求。依托基本公共卫生服务项目，结合孕产妇保健工作，全省各地纷纷开设孕妇学校、妈妈课堂，健康知识讲座活动遍地开花，真正实现 3 健康教育从“娃娃”抓起。

针对女性孕期不同阶段的健康需求，河南省卫生健康委员会组织河南省疾病预防控制中心、河南省妇幼保健院及其他代表性医院优秀专家撰写了这本《孕妇学校健康素养标准课件》，将相关的健康政策，常见健康知识、健康技能、健康问题归纳并入对应的健康素养 66 条知识体系。本书以预防为主的健康理念贯穿始终，共有 9 章，按照健康科普规律做到图文并茂，突出技能培养，还配有简易知识测试（以此激发获取健康知识的兴趣），同时满足教学和自学要求，具备很强的政策性、系统性、实用性和地方特色。

奋进新征程，我们继续围绕妇幼健康“十四五”规划要求，贯彻“预防为主”卫生健康工作方针，以提升女性健康水平为目标，以孕妇学校为平台，以项目产出的标准课件为遵循，挖掘、培养出一批专业科普专家师资队伍，大力开展进学校、进社区/村庄、进单位的知识宣讲活动，把健康教育融入女性人群全生命周期健康服务各个环节，以女性人群健康素养提升带领全人群健康素养提升，为健康河南、出彩中原贡献新时代“健康教育工作者”的智慧和力量。

郝义彬　河南省疾病预防控制中心主任

2023 年 2 月 22 日

前　言

妇女人群的健康素养关系到妇女、儿童的健康和家庭的幸福，而且与居民健康素养的提高密切相关，孕妇学校健康教育工作是促进妇女人群健康素养的重要阵地和途径。

为落实重点领域和重点人群的健康教育工作，河南省疾病预防控制中心、河南省妇幼保健院联合制定《河南省妇女人群健康素养提升行动实施方案》，针对妇女儿童开展家庭课堂、孕妇课堂、女性健康课堂，开展全省妇女人群健康素养提升活动。同时，提高孕妇学校师资水平，在全省范围内提供同质化的教学内容，也是具体举措和重要抓手。在河南省卫生健康委员会的领导下，由河南省疾病控制中心专家具体指导，河南省妇幼保健院组织了省、市、县等相关专家、一线医护人员，共同编写了这本以提升妇女人群素养的——孕妇学校师资培训课件。本课件参考了近年来河南省孕妇学校课件比赛选拔出的优秀作品，将居民健康素养的内容融入其中，作为“河南省妇女人群健康素养提升项目”更具实用性和先进性。

全书共有 9 讲。第一讲，健康素养　惠民政策，拥有一个健康、可爱、聪明的宝宝是每一个准爸爸、准妈妈共同的心愿！告诉孕妈妈们，妊娠不是病，妊娠要防病！享受政府惠民政策，掌握孕育健康知识，提升孕妈妈健康素养，做自身健康第一责任人，才能促进母婴安全。第二讲孕期保健　全程管理，这是最重要的一个章节，十月怀胎，有辛苦、有幸福，胎宝宝的每一次跳动都让准妈妈们喜出望外，与宝宝相见的那一天，胎宝宝需要孕妈妈和家人的悉心呵护，主动参加孕期保健，接受保健指导，才能与新生命如约见面，开启幸福的育儿之路。第三讲身心愉悦　幸福孕育，女性在孕产期激素水平剧烈变化，同时面临角色转变、孕期及产后众多心理及社会因素变化，会出现一系列的心理反应，维护好孕期心理健康 ，有助于提升孕产妇的幸福感，关系到家庭幸福安康。第四讲营养运动　均衡体重，世界上没有一种食物含有人体所需的全部营养素，妊娠期间为了满足孕妇自身代谢需要及胎儿生长发育需求，必须多种食物相互搭配，以达到全面、均衡、营养的膳食，适当运动，做好体重管理，减少妊娠期并发并发症、合并症，促进自然分娩。第五讲安全分娩 喜迎新生，十月怀胎一朝分娩，分娩是一个女人最期待、最幸福的时刻，也会遇到诸多挑战 ，选择合适的分娩方式，可以最大限度地保障母婴安全。第六讲母乳喂养 自然之爱，母乳喂养的婴儿发展更为健康，不但能增强免疫力、提升智力，还能减少婴儿猝死症的发生、儿童期肥胖、罹患过敏性疾病的概率等。第七讲产褥养护 家庭关爱，目的就是帮助产妇身体尽早康复，以良好的身体和心理状态养育婴儿，适应母亲角色的转变。第八讲科学养护 茁壮成长，新生儿喂养、保健护理和疾病预防，早期发现异常和疾病，指导孕妈妈的角色转变。第九讲掌握技能 潇洒生活，全面介绍了一个妈妈、宝宝的监护人，应具备的基本的健康素养。至此通过九章课的学习，将全部完成妈妈的岗前培训！

本课件在编写过程中，得到中国疾病控制中心妇幼保健中心、河南省卫生健康委员会妇幼处的大力支持，在此表示由衷的感谢！为进一步提高本书的质量，以供再版时修改，诚恳地希望孕妇学校老师、专家提出宝贵的意见 。

编者

2023 年 2 月

目 录

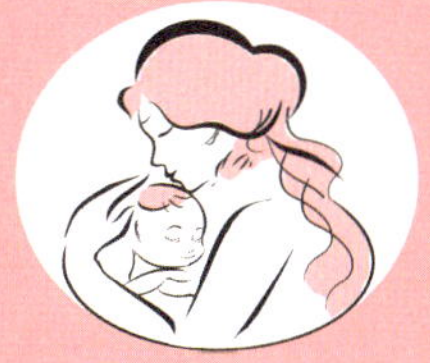

第一讲

健康素养 惠民政策

内容要点

- 一 健康基本知识
- 二 孕产期惠民政策
- 三 孕产期健康课程介绍
- 四 做好孕产期保健

拥有一个健康、可爱、聪明的宝宝是每一个准爸爸、准妈妈共同的心愿！妊娠不是病，妊娠要防病！

享受政府惠民政策，掌握孕育健康知识，提升孕妈妈健康素养，做自身健康第一责任人，促进母婴安全！

一、健康基本知识

- □ 健康的定义
- □ 影响健康的因素
- □ 健康生活方式
- □ 健康指标
- □ 定期体检与健康
- □ 常见传染病及预防
- □ 环境与健康
- □ 慢性病与健康
- □ 动物与健康

1.健康的定义

□ 健康是人类最宝贵的财富，是人类生存的正常状态。

□ 健康包括躯体健康、心理健康、社会适应良好和道德健康。

2.影响健康的因素

- □ 医疗条件8%
- □ 自然环境7%
- □ 社会环境10%
- □ 遗传15%
- □ 生活方式60%

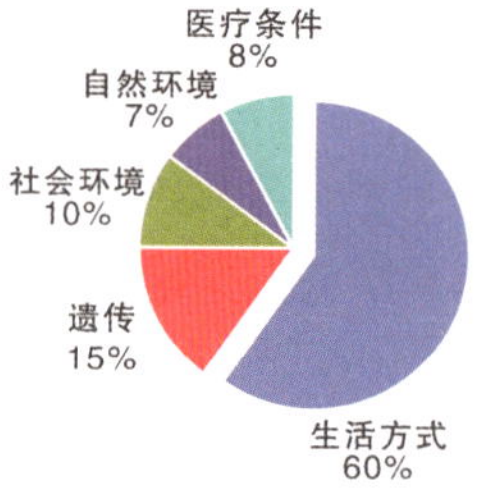

3.健康生活方式

□ 是指有益于健康的习惯化的行为方式。主要表现为生活有规律，没有不良嗜好，讲究个人卫生、环境卫生、饮食卫生，讲科学、不迷信，平时注意保健，生病及时就医，积极参加健康有益的文体和社会等。

□ 合理膳食、适量运动、戒烟和限饮酒量、心理平衡是健康的四大基石。

4.健康指标

□ 收缩压≥90毫米汞柱且＜140毫米汞柱，舒张压≥60毫米汞柱且＜90毫米汞柱；白天略高，晚上略低，冬季略高于夏季。运动、紧张等也会使血压暂时升高。

□ 腋下体温36~37 ℃；早晨略低，下午略高，1天内波动不超过1 ℃，运动或进食后体温会略微增高。

□ 平静呼吸16~20 次/分；呼吸频次超过24 次/分为呼吸过速，呼吸频次低于12 次/分为呼吸过缓。

□ 心率60~100 次/分。超过100 次/分为心动过速，低于60 次/分为心动过缓。

5.定期体检与健康

□ 了解身体健康状况，及早发现健康问题或疾病。

□ 对检查中发现的健康问题或疾病，应及时就医。

□ 有针对性地改正不良的行为习惯，减少健康的危险因素。

□ 早发现、早诊断、早治疗是提高疾病预防效果的关键。

6.常见传染病及预防

□ 呼吸道传染病：麻疹、风疹、水痘、结核病、流行性感冒等。
□ 消化道传染病：甲型病毒性肝炎、手足口病、感染性腹泻等。
□ 血液/体液传播疾病：艾滋病、梅毒、乙型病毒性肝炎等。
□ 动物传播疾病：狂犬病、布鲁氏菌病等。

□ 疫苗是指为了预防、控制传染病的发生、流行，用于人体预防接种的预防性生物制品。
□ 接种疫苗是预防传染病最有效、最经济的手段。
□ 已经消灭了天花，基本上消灭脊髓灰质炎，正在消除麻疹，控制了乙型病毒性肝炎，已经达到了将5岁以内孩子乙型肝炎病毒携带率降至0.32‰。

7.环境与健康

□ 每个人都有爱护环境卫生、保护环境不受污染的责任。
□ 做好环境卫生，消除蚊子、苍蝇、老鼠、蟑螂，消灭“四害”。
□ 长期接触职业有害因素，必须定期参加职业健康体检。如果被诊断得了职业病，必须及时治疗，避免与工作环境继续接触，必要时调换工作。
□ 劳动者依法享有职业卫生保护的权利。

8.慢性病与健康

□ 高血压：在未使用抗高血压药物的情况下，非同日测量3次收缩压≥140毫米汞柱和(或)舒张压≥90毫米汞柱，可诊断为高血压。患者有高血压病史，目前正在服用抗高血压药物，血压虽低于140/90毫米汞柱，仍诊断为高血压。

□ 糖尿病症状(多食、多饮、多尿、体重减轻)加上随机血糖≥11.1毫摩尔/升，或空腹血糖≥7.0毫摩尔/升或糖负荷2小时血糖≥11.1毫摩尔/升，可诊断为糖尿病。空腹血糖(FBG)在6.1毫摩尔/升≤FBG＜7.0毫摩尔/升或糖负荷2小时血糖在7.8毫摩尔/升≤2小时血糖＜11.1毫摩尔/升为糖调节受损，也称糖尿病前期，是糖尿病的极高危人群。

9.动物与健康

□ 弓形虫病是由刚地弓形虫引起的人兽共患性疾病。感染后多呈隐性感染。孕妇感染后可通过胎盘感染胎儿，导致先天性弓形虫病，影响胎儿发育，甚至导致流产、死胎、严重畸形，具有较大的危害。

□ 预防动物源性疾病传播，要做到：接触禽畜后要洗手；不与病畜、病禽接触；不加工、不食用病死禽畜；不加工、不食用未经卫生检疫合格的禽畜肉；不吃生的、未煮熟、未煮透的禽畜肉；不食用野生动物。

二、孕产期惠民政策

- 河南省孕产期惠民政策概述
- 一级预防政策
- 二级预防政策
- 三级预防政策

1.河南省孕产期惠民政策概述

河南省孕产期惠民政策

- 一级预防政策
  - 免费孕前优生健康检查
  - 免费增补叶酸
- 二级预防政策
  - 免费建立母子健康手册
  - 免费提供预防艾滋病、梅毒、乙型病毒性肝炎等母婴传播疾病筛查服务
  - 免费孕产妇健康检查
  - 免费产前筛查
    - 超声NT检查
    - 血清唐氏筛查
  - 免费产前诊断

2.一级预防政策

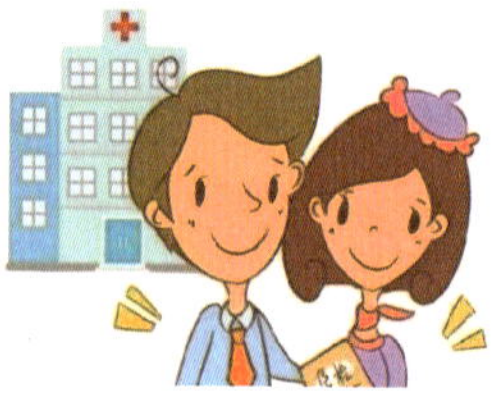

□ 免费孕前优生健康检查

为符合政策要求，计划妊娠夫妇进行科学规范的免费孕前优生咨询、指导及检查服务

□ 免费增补叶酸

降低神经管缺陷发生率，提高出生人口素质

3.二级预防政策

□免费建立母子健康手册(儿童/孕产妇健康手册)

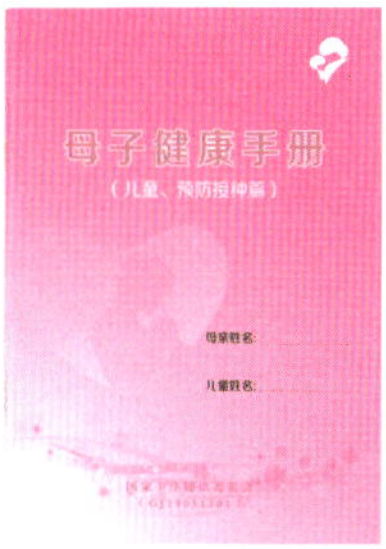

服务对象：准备妊娠的妇女；孕妇与产妇；新出生的新生儿。
服务地点：准备妊娠妇女在办理生育登记服务的乡镇(街道)计划生育办公室、提供孕前优生健康检查的服务机构或其他相关机构领取。已妊娠妇女在基层医疗卫生机构、建档的助产机构或其他相关机构领取。

□免费孕产妇健康检查

服务对象：辖区常驻(6个月以上)孕产妇；从妊娠开始到产后42天内。孕早期健康检查1次；孕中期健康检查2次；孕晚期健康检查2次；产后访视1次；产后42天健康检查1次。

□免费提供预防艾滋病、梅毒、乙型病毒性肝炎筛查服务

服务对象：为所有孕产妇提供免费艾滋病、梅毒、乙型病毒性肝炎筛查；为所有发现已感染的孕产妇的新生儿提供免费筛查服务。

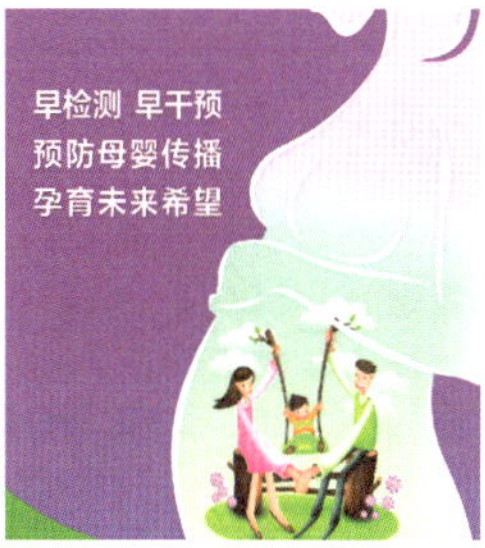

□免费孕产妇健康检查

服务地点				
项目	乡卫生院 社区卫生中心	有资质的 助产机构	分娩机构	家中
孕早期检查	√			
孕中期检查	√(无异常)	√(高危)		
孕晚期检查		√	√	
产后访视				√
产后42天检查	√(无异常)		√(有异常)	

辖区有资质的医疗卫生机构：①提供孕产妇保健的医疗机构；孕产妇提供检测与咨询服务；②助产机构；为已感染孕产妇的新生儿提供规范的干预服务。

服务内容：①健康教育；②孕产妇检测与咨询；③感染孕产妇和儿童；④预防母婴传播。

□免费产前筛查

- 妊娠11～13^{+6}周的孕妇：筛查无脑儿、颅脑畸形、严重脑膨出、严重胸腹壁缺损内脏外翻及严重开放性脊柱裂等。
- 免费产前超声筛查(NT)。
- 妊娠15～20^{+6}周、年龄不超过35周岁、胎儿数为单胎的孕妇：计算胎儿罹患21三体综合征、开放性神经管缺陷的风险(结合孕妇的年龄、体重、孕周、病史等因素)。
- 免费产前血清学筛查(唐氏)。
- 河南省免费民生实事筛查项目。

□免费产前诊断

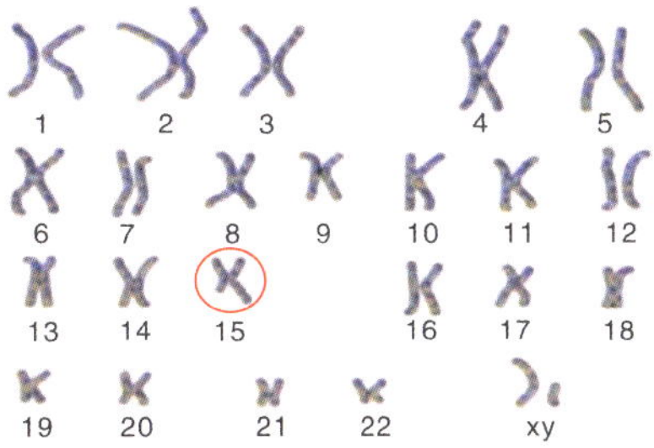

服务地点

户籍所在省辖市取得产前诊断资质的机构；或责任片区内取得产前诊断资质的机构；具体产前诊断地点可咨询产前筛查所在机构

服务内容

1.绒毛活检术：适宜孕9~13^{+6}周
2.羊膜腔穿刺术：适宜孕18~24周
3.脐静脉穿刺术：适宜孕20~24周

服务对象

符合以下一种条件的孕妇可享受免费产前诊断服务：

①分娩时年龄≥35岁的孕妇(未行免费唐筛)；②免费产前血清学筛查21三体综合征高风险者；③曾经孕育21三体综合征、18三体综合征或13三体综合征等非整倍体的孕妇；④夫妇一方为染色体病携带者(平衡异位、罗氏异位、倒位)；⑤孕妇为杜氏肌营养不良、血友病A、血友病B基因携带者；⑥夫妇均为脊髓性肌萎缩症、苯丙酮尿症、甲基丙二酸血症基因携带者。

4.三级预防政策

□ 免费新生儿两病筛查。
□ 免费新生儿听力筛查。
□ 河南省免费民生实事筛查项目。
□ 苯丙酮尿症(PKU)。
□ 甲状腺功能减退症(CH)。
□ 正常出生新生儿应在出生后48小时至出院前完成初筛，未通过者及漏筛者于42天内均应当进行双耳复筛。未通过复筛的婴儿需在3个月龄内到省级卫生行政部门指定的听力障碍诊治机构进一步确诊。

□ 免费预防接种

- 服务对象：辖区内常驻(居住满3个月以上)0~6 岁儿童。
- 户籍在辖区的居住满3个月的0~6岁儿童。
- 户籍不在辖区的居住满3个月的0~6岁儿童。

三、孕产期健康课程介绍

- □ 孕产期知识平台的建立
- □ 孕产期健康课程设置
- □ 具体课程介绍

1.孕产期知识平台的建立

① 孕产期是一个令人倍加关注的时期，在这个时期容易发生各种问题，潜在危险也多，不仅直接影响母亲、孩子健康乃至生命安全，还会对家庭和社会产生重要影响。

② 生命最初的1 000天至关重要，不仅对孩子生命早期有重要影响，而且可以改变孩子一生的疾病和健康状况。许多的成人疾病，来自这1 000天的健康初期。

③ 孕妇学校的任务就是对孕妇及其丈夫和家人进行健康教育，使其获得孕产期保健知识和技能，树立健康理念，建立健康行为，顺利度过孕产期的科普教育平台。

2.孕产期健康课程设置

第一讲　健康素养　惠民政策
第二讲　孕期保健　全程管理
第三讲　身心愉悦　幸福孕育
第四讲　营养运动　均衡体重
第五讲　安全分娩　喜迎新生
第六讲　母乳喂养　自然之爱
第七讲　产褥养护　家庭关爱
第八讲　科学养育　茁壮成长
第九讲　掌握技能　潇洒生活

3.具体课程介绍

第二讲 孕期保健 全程管理

孕期保健是保障母婴健康的重要措施，通过这节课告诉孕妈妈们：

- 孕期保健流程、产前检查的次数及产前检查的内容。
- 妊娠后，如何识别与应对妊娠常见不适症状。
- 评估妊娠风险、接受分级管理，最大限度保障母婴健康。

第三讲 身心愉悦 幸福孕育

□ 健康的生活方式能够维护和促进母婴健康，通过这节课告诉孕妈妈们：

- 如何养成健康的生活方式？
- 认识妊娠期生理变化、心理变化、情绪改变及妊娠压力。
- 妊娠期出现了心理问题，该如何减压，轻松应对？

□ 最终目的是让每位孕妈妈都能幸福孕育、安全分娩！

第四讲 营养运动 均衡体重

□ 通过这节课告诉孕妈妈们：

- 如何做到合理膳食、均衡营养，满足孕妈妈及胎宝宝的各种营养需求？
- 如何通过进食量与活动量的平衡，保持孕妈妈体重的适宜增长？

□ 最终目的：让孕妈妈认识到生命最初的1 000天至关重要，不仅对孩子生命早期有重要影响，而且可以改变、影响孩子一生的健康状况。

第五讲 安全分娩 喜迎新生

□ 通过这节课告诉孕妈妈们：
- 分娩的方式有哪些？
- 分娩前要做哪些准备？
- 临产先兆、住院时机。
- 分娩过程中缓解阵痛、加速产程进展的技巧。

□ 最终目的：让孕妈妈及家人缓解分娩过程中的恐惧、紧张与不安，促进自然分娩。

第六讲 母乳喂养 自然之爱

□ 通过这节课告诉孕妈妈们：
- 母乳喂养的好处，建立母乳喂养的信心。
- 促进母乳喂养成功的主要措施。
- 孕妈妈在孕育胎宝宝过程中，如何做好乳房保健，才能让孩子出生后就能吃上妈妈的乳汁？
- 孕期要掌握什么样的技能，才能熟练给自己宝宝喂奶呢？

□ 最终目的：让每个宝宝都能吃上妈妈的乳汁，促进母乳喂养！

第七讲 产褥养护 家庭关爱

□ 分娩后，身体会发生很大的变化。通过这节课，告诉孕妈妈们：
- 产褥期妈妈的身体变化。
- 常见问题及应对措施。
- 采纳科学“坐月子”方式。
- 如何做好角色的转变，做一个快乐的妈妈？

□ 最终目的：由幸福孕育，向快乐养育转变，促进产后身心健康！

第八讲 科学养育 茁壮成长

□ 恭喜您成为母亲，一定要掌握一些简单易行的保健方法。
通过这节课告诉孕妈妈们：
- 新生儿的生理特点。
- 有哪些特有生理现象？
- 如何喂养、照护宝宝？
- 宝宝出现哪些异常表现要及时到医院就诊？

□ 最终目的：减少疾病的发生，促进新生儿身心健康！

第九讲 掌握技能 潇洒生活

□ 通过以上八节课及本节课的学习，希望孕妈妈们能掌握：
- 健康基本知识。
- 孕产期常见问题及应对措施。
- 孕产期健康惠民政策。
- 如何顺利度过孕产期并最大限度保障母婴健康，成为一个睿智的妈妈。

□ 最终目的：提升女性健康素养，成为家庭健康守护人！

四、做好孕产期保健

□ 科学就医，理性对待诊疗结果。

□ 妊娠后应该做什么检查？

1.科学就医，理性对待诊疗结果

□妊娠后要及时就诊，早诊断、早检查，规范、系统的产前检查是确保母婴健康与安全的关键环节。定期进行产前检查可以早期发现母婴健康危险因素，这样既可以减少疾病危害，也可以节约看病的花费，保障母婴健康。

□配合医生，遵从医嘱完成检查项目。

□不要有病乱求医，不要轻信偏方，不要一知半解、道听途说，更不要相信封建迷信。

□医学所能解决的健康问题是有限的，正确理解医学的局限性，理性对待诊疗结果。

2.妊娠后应该做什么检查

孕期阶段	产检次数	产检时间安排	常规检查项目(基本检查项目)	建议检查项目
孕早期	至少1次	妊娠13周之前	体重、血压、心肺功能、妇科检查、血常规、尿常规、血型、肝功能、肾功能、阴道分泌物、HIV、乙肝表面抗原、梅毒血清学检测	血糖、宫颈脱落细胞检查、沙眼衣原体检测、淋球菌检测、心电图等
孕中期	至少2次	妊娠16~20周	体重、血压、宫高、腹围、胎心、血常规、尿常规	唐氏综合征筛查(孕16~ 20周)
		妊娠21~24周	体重、血压、宫高、腹围、胎心、血常规、尿常规	妊娠期糖尿病筛查(75 g糖耐量检查)(孕24~28周)
孕晚期	至少2次(其中一次至少在36周之后进行)	妊娠28~36周	体重、血压、宫高、腹围、胎心、血常规、尿常规，孕晚期进行1次肝功能、肾功能复查	
		妊娠36周及以后	体重、血压、宫高、腹围、胎心、血常规、尿常规	胎心监护、超声检查

小结

□妇女、儿童健康是全民健康的基石

□加强孕妇及家属健康教育与健康促进，普及孕育健康知识，提升孕妇健康素养和技能。

□做好孕期的自我管理，是对自己负责，也是对宝宝负责。

□生命源自母亲，健康始于保健；母婴健康我做主！

课堂小测验

1

什么是健康？
A.无疾病
B.不虚弱
C.无心理问题
D.身体、心理和社会适应良好状态

课堂小测验

2

生育健康宝宝，妈妈要具备什么样的条件？
A.掌握健康知识
B.健康生活方式
C.享受政府惠民政策
D.参加孕妇学校学习，自觉参加保健服务

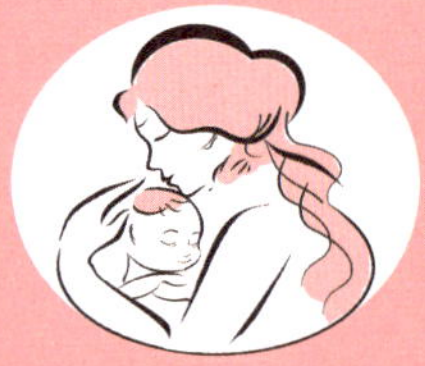

第二讲

孕期保健 全程管理

内容要点

一 孕期保健须知

二 孕早期保健与健康指导

三 孕中期保健与健康指导

四 孕晚期保健与健康指导

恭喜您怀孕了！

- 这是全家人最幸福、最甜蜜的时刻。十月怀胎，有辛苦、有幸福，胎宝宝的每一次跳动都让准妈妈们欣喜若狂，与宝宝相见的那一天，对于每一个准妈妈来说一切的辛苦都是值得的！
- 胎宝宝需要您和家人的悉心呵护，新生命的开始并不意味着可以高枕无忧，而要更加居安思危。

一、孕期保健须知

- 妊娠分期
- 产前检查
- 检查项目
- 产检次数

- 保健流程
- 保健内容
- 健康指标

- 孕期保健是指从妊娠开始至临产前为孕妇及胎儿提供的一系列保健服务，包括定期检查、综合评估、健康教育、咨询指导。

1.妊娠分期

- 早期妊娠(孕早期)：停经13^{+6}周之前是胚胎形成、胎儿器官分化的重要时期。

- 中期妊娠(孕中期)：14周~27^{+6}周
- 晚期妊娠(孕晚期)：28周及其后

（中期、晚期）是胎儿生长和各器官发育成熟的重要时期

2.产前检查

□产前检查是孕产期保健重要的内容，可对妊娠结局产生重要影响，孕妈妈要了解不同孕周应做的检查项目及它们的目的和意义，希望孕产妇能了解这些信息后遵照医生建议，配合完成检查项目。

□接受孕期健康指导、做好自我监护，具备妊娠风险防范能力。

3.检查项目

孕期阶段	产检次数	产检时间安排	常规检查项目(基本检查项目)	建议检查项目
孕早期	至少1次	妊娠13周之前	身高、体重、血压、心肺功能、妇科检查、血常规、尿常规、血型、肝功能、肾功能、血糖、阴道分泌物、HIV、乙肝表面抗原、梅毒血清学检测。早孕期超声	宫颈脱落细胞检查、沙眼衣原体检测、淋球菌检测、心电图等
孕中期	至少2次	妊娠16~20周	体重、血压、宫高、腹围、胎心、血常规、尿常规	唐氏综合征筛查；抗D滴度检测(Rh血型阴性者)
		妊娠21~24周	体重、血压、宫高、腹围、胎心、血常规、尿常规、胎儿系统超声筛查	妊娠期糖尿病筛查(75克糖耐量检查)(孕24~28周)
孕晚期	至少2次	妊娠28~36周	体重、血压、宫高、腹围、胎位、胎心、血常规、尿常规、产科超声检查	肝功能、肾功能、胆汁酸
		妊娠37~40周	体重、血压、宫高、腹围、胎心、血常规、尿常规	胎心监护、超声检查

4.产检次数

产前检查次数及时间(7~11次)要求：至少5次。有高危因素要增加产前检查次数

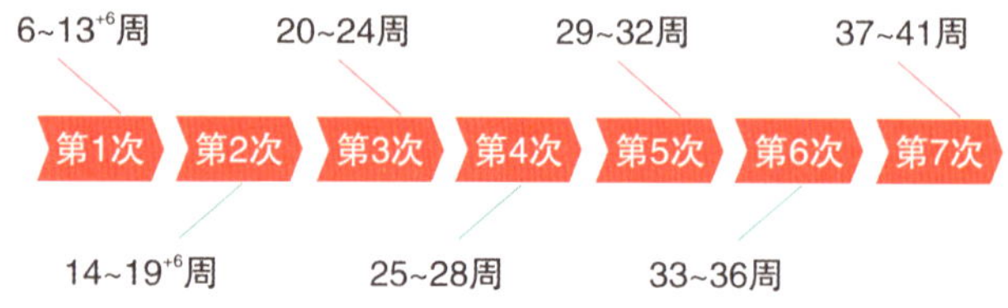

5.保健流程

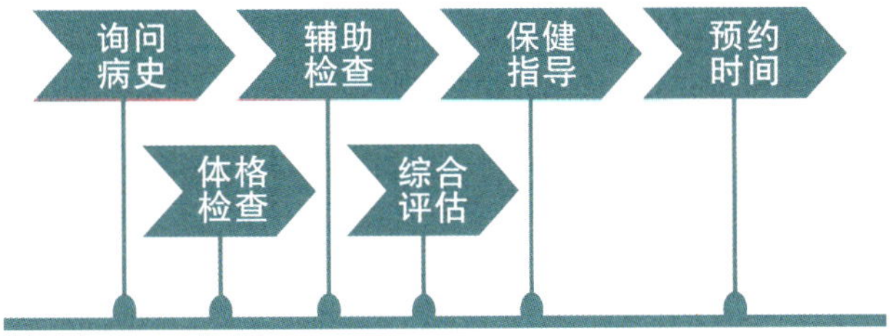

6.保健内容

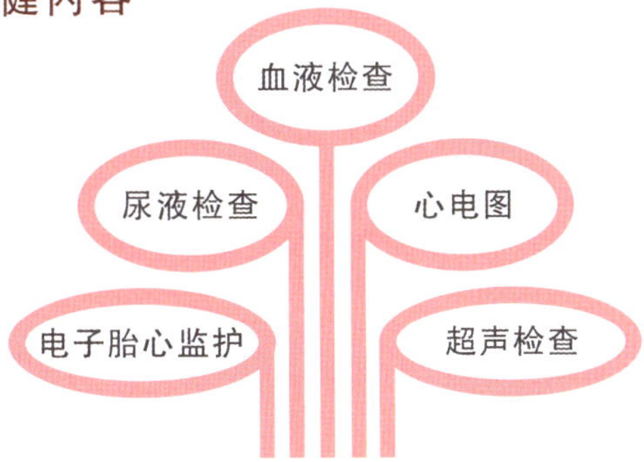

7.健康指标

体重指数 ⟹ 体重指数(BMI)的计算公式：BMI = 体重(千克)/[身高^2(平方米)]。我国健康成年人的BMI正常范围为：18.5～24.9千克/平方米 BMI<18.5千克/平方米为消瘦，BMI 25.0～29.9千克/平方米为超重，BMI≥30.0千克/平方米为肥胖。

孕妇血压 ⟹ 正常血压 <140/90毫米汞柱。

血红蛋白 ⟹ 成年非孕妇的血红蛋白值应为115~150克/升，孕妇血红蛋白＞110克/升。

血　糖 ⟹ 孕期正常血糖＜5.1毫摩尔/升。
早孕期空腹血糖≥7毫摩尔/升，为孕前糖尿病。
妊娠24周后空腹血糖≥5.1毫摩尔/升诊断为妊娠糖尿病。

二、孕早期保健与健康指导

- 建立母子健康手册
- 孕早期超声筛查
- 预产期
- 接受健康教育
- 增补叶酸
- 评估妊娠风险
- 常见“不适”及处理
- 自我管理

1.建立母子健康手册

- 妇科检查、身高、体重、血压。

(1)血常规。
(2)尿常规。
(3)血型(ABO和Rh血型)。
(4)肝功能。
(5)肾功能。
(6)空腹血糖水平。
(7)HBsAg筛查。
(8)梅毒血清抗体筛查。
(9)HIV筛查。

（7）～（9）项：预防母婴传播

- 常住地建立母子健康手册，全面健康体检。

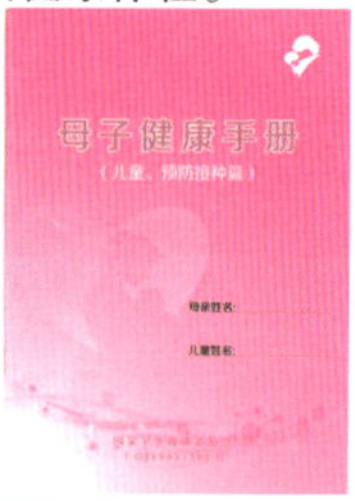

2.孕早期超声筛查

- 孕6~8周超声筛查：以确定是否为宫内妊娠、孕周、胎儿是否存活、胎儿数目、子宫附件情况。
- 孕11~13^{+6}周NT筛查：测量胎儿颈部透明层(NT)的厚度，进行产前筛查。

3.预产期

- 月经周期为28~30天的孕妇：末次月经，月份加9或减3，天数加7。
- 针对月经不规律的孕妇，根据超声测量胎儿头、臀长度推测受孕时间，计算预产期。

4.接受健康教育

孕早期是胚胎发育的关键期，胎儿畸形的高发期也是对外界的不良刺激最为敏感。孕妇必须接受健康教育，保持良好行为。

- 不熬夜，每天保证睡眠不少于8小时。
- 戒烟、戒酒(包括远离烟酒及吸烟环境)，不吸毒。
- 勤洗澡，避免盆浴，每日洗外阴，勤换内裤。
- 保持口腔卫生，每天刷牙，饭后漱口。禁止性生活，避免剧烈运动，预防流产。

5.增补叶酸

- □无高危因素：每日增补0.4毫克或0.8毫克叶酸，直至妊娠满3个月。
- □有神经管缺陷生育史或夫妻一方患神经管缺陷或男方既往有神经管缺陷生育史的妇女：每天增补4毫克(或5毫克)叶酸， 直至妊娠满3个月。
- □妊娠满3个月后可以坚持每日增补0.4毫克。

6.评估妊娠风险

接受分级管理

风险评估分级	高危因素
绿色 (低风险)	孕妇基本情况良好，未发现妊娠合并症、并发症
黄色 (一般风险)	年龄≥35岁或≤18岁、BMI>25千克/平方米或<18.5千克/平方米、不良孕产史、瘢痕子宫、辅助生殖妊娠、妊娠合并症、并发症等
橙色 (较高风险)	年龄≥40岁、BMI≥28千克/平方米、较严重的妊娠合并症、并发症等
红色 (高风险)	严重的妊娠合并症、并发症
紫色 (传染病)	所有妊娠合并传染性疾病，如病毒性肝炎、梅毒、HIV感染及艾滋病、结核病、重症感染性肺炎、特殊病毒感染(H1N7、赛卡、新冠病毒等)

7.常见“不适”及处理

早孕反应

□充足睡眠，增加午睡，忌熬夜。
□尽量吃干食物，减少汤水摄入。
□避免早晨空腹，少食多餐，避免过于辛辣食物，尝试淀粉类食品，如饼干、馒头。
□给自己希望，一般于12周后自行缓解。
□放松情绪，避免紧张。
□严重的及时就医。

8.自我管理

末次月经预产期
□孕妈妈的体重范围(正常、超重、不足)
□孕妇学校听课情况(已听、未听)
□阴道流血
□腹痛
□发热
□呕吐情况
□饮食情况
□请教医生的问题
□医生建议

三、孕中期保健与健康指导

□孕中期产前检查
□孕中期检查项目
□健康指导
□自我管理
□观察胎动

□体重管理
□血糖筛查
□产前诊断
□预防妊娠期易发疾病
□常见“不适”及处理

1.孕中期产前检查

序数	孕周
第二次	妊娠16~20周之间(妊娠第4~5个月)
第三次	妊娠21~24周之间(妊娠第6个月)

检查日期
孕周
血压(毫米汞柱)
体重(千克)
宫高(厘米)
胎心(次/分)
尿蛋白
血红蛋白(克/升)
高危因素
处理
指导建议
预约日期
检查者

2.孕中期检查项目

基本项目

体重、血压、宫高、胎心率、血常规；尿常规；唐氏筛查；胎儿系统超声筛查(妊娠20~24周)，筛查胎儿的严重畸形。

建议项目

无创产前基因检测(NIPT)：筛查的目标疾病为3种常见胎儿染色体非整倍体异常，即21三体综合征、18三体综合征、13三体综合征。适宜孕周为12~22^{+6}周；羊膜腔穿刺术检查胎儿染色体(妊娠16~22周)，针对高危人群；子宫颈分泌物检测胎儿纤连蛋白(子宫颈长度为20~30毫米者)；OGTT抗D滴度检测(Rh血型阴性者)。

3.健康指导

- 孕中期性生活注意安全、适度，性生活前后注意清洗外阴，预防流产。
- 注意睡姿，妊娠7个月后尽量左侧卧位，不仰卧。
- 适度运动：散步、孕妇体操、游泳、瑜伽等。
- 体重管理：根据体质指数(BMI)控制体重增速。
- 均衡营养：不偏食、不挑食、不贪食、清淡、食物多样、荤素搭配。

4.自我管理

末次月经预产期
□孕妈妈的体重范围(正常、超重、不足)
□孕妇学校听课情况(已听、未听)
□阴道流血
□腹痛
□发热
□胎动情况
□饮食情况

5.观察胎动

□ 自觉胎动的时间：在妊娠18~20周开始自觉胎动，没有经验的初产妇或体胖的孕妇，可能推迟到妊娠20周才会感觉到。妊娠28周后，可以在腹壁上看到或摸到胎动。

□ 方法：计算胎动时，孕妇取半坐位或侧卧位，两手放在腹壁上。每日早、中、晚在固定时间内各数1小时，3次相加乘以4，即为12小时的胎动总数。

□ 规律：在一天之中，胎动常在晚6点~晚10点较活跃，在清晨则胎动相对较少。

6.体重管理

□ 孕前BMI:<18.5千克/平方米体重过轻，建议孕期体重增长目标11.0~16.0千克。

□ 孕前BMI:18.5千克/平方米≤BMI<24.0千克/平方米体重正常，建议孕期体重增长目标8.0~14.0千克。

□ 孕前BMI:24.0千克/平方米≤BMI<28千克/平方米体重超重，建议孕期体重增长目标7.0~11.0千克。

□ 孕前BMI:≥28.0千克/平方米体重超重，建议孕期体重增长目标5.0~9.0千克。

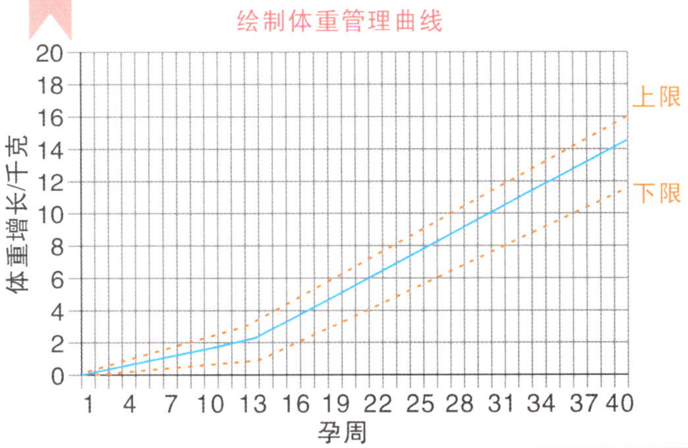

7.血糖筛查

□75克OGTT糖耐量试验。
□筛查时间：妊娠24~28周及28周后首次就诊，正常范围为空腹血糖<5.1毫摩尔/升，1小时血糖<10.0毫摩尔/升，2小时血糖水小于<8.5毫摩尔/升。任何一项达到或超过上述标准，诊断为妊娠糖尿病。

8.产前诊断

哪些孕妇要做产前诊断？

□35岁以上(包括35岁)的高龄孕妇。
□产前筛查发现的高危孕妇。
□生育过染色体异常儿童的孕妇。
□夫妇一方为染色体异常携带者的孕妇。
□可能为某种X连锁遗传病基因携带者的孕妇。
□产前检查怀疑胎儿患有染色体病的孕妇。
□有不明原因的反复流产、死胎、死产等情况的孕妇。
□生育过不明原因智力低下或多发畸形儿童的孕妇。
□有明确遗传病家族史者的孕妇。

9.预防妊娠期易发疾病

哪些孕妇容易发生妊娠高血压？

□初产妇
□孕妇年龄过小或大于35岁
□多胎妊娠
□妊娠高血压病史及家族史
□慢性高血压
□慢性肾炎
□抗磷脂抗体综合征
□糖尿病
□肥胖
□营养不良
□低社会经济状况

哪些孕妇容易发生妊娠糖尿病?

- ☐ 有糖尿病家族史
- ☐ 年龄>30岁
- ☐ 肥胖
- ☐ 巨大儿分娩史
- ☐ 无原因反复流产史
- ☐ 死胎史
- ☐ 死产史
- ☐ 足月新生儿呼吸窘迫
- ☐ 呼吸窘迫综合征儿分娩史
- ☐ 胎儿畸形史

10.常见“不适”及处理

- ☐ 腰酸背痛是正常生理现象。要放松情绪，可自然消退。
- ☐ 适当运动，增加腰背肌力量。
- ☐ 行走时脊柱挺直，身体重心放在脚跟上,避免长时间站立。
- ☐ 坐时后背下部紧贴椅子靠背。
- ☐ 侧卧位休息，可采用双腿弯曲的睡姿，小腿下垫上枕头，经常变换姿势。
- ☐ 建议穿低跟(小于2厘米)、柔软、舒适的鞋。
- ☐ 注意如果疼痛加重或疼痛持续存在，要去医院就诊!

- ☐ 腿抽筋时，屈膝放松，使足背屈。
- ☐ 轻揉痉挛肌肉。
- ☐ 合理膳食，增加富含钙的食物。
- ☐ 孕中期开始补充钙剂、多种维生素和微量元素。

四、孕晚期保健与健康指导

- □ 产前检查次数
- □ 检查项目
- □ 健康指导
- □ 自我评估
- □ 异常情况识别
- □ 常见“不适”及处理
- □ 孕妇学校听课记录

1.产前检查次数

序数	孕周
第四次	妊娠28~36周之间(妊娠第7~9个月)
第五次	妊娠37~40周之间(妊娠第10个月)

- □ 孕晚期1~2周接受一次产前检查。
- □ 高危妊娠者可酌情提前。

2.检查项目

基本项目

- □ 体重、血压、宫高、胎位、胎心。
- □ 血常规。
- □ 尿常规。
- □ 超声检查：胎儿生长发育情况、羊水量、胎位、胎盘位置等。

建议项目

- □ 妊娠32~34 周肝功能、血清胆汁酸检测(妊娠期肝内胆汁淤积症高发病率地区的孕妇)。
- □ 妊娠34~36 周后可开始电子胎心监护，高危孕妇可更早。
- □ 妊娠35~37 周B族链球菌(GBS)筛查：具有高危因素的孕妇(如合并糖尿病、前次妊娠出生的新生儿有GBS感染等)，取直肠和阴道下1/3 分泌物培养。
- □ 心电图复查(高危孕妇)。

3.健康指导

- □ 加强孕期保健和产前检查，注意休息、营养，避免精神创伤，保持身心健康。
- □ 左侧卧位休息可减少子宫自发性收缩，并增加子宫胎盘血流量， 改善胎儿的氧气和营养供给。
- □ 妊娠晚期节制性生活，预防感染。
- □ 积极治疗妊娠合并症和并发症。

4.自我评估

选择分娩地点：	医院
每天数胎动吗?	是/否
孕妈妈体重增长范围	(正常、超重、不足)
这一时期有哪些高危因素?	
在这段时间如果出现以下任何症状，请记录下第一次出现的时间，并及时去医院就诊(填无、有，如有请填写具体时间)	
阴道流血	
腹痛	
阴道流水	
水肿	
头晕、头痛、视物不清	
心慌、气短、夜间不能平卧	
血压≥140/90毫米汞柱	
胎动异 常	
孕周≥41周	
请教医生的问题	妊娠第8~10个月，和准爸爸一起观察胎动规律
医生建议	

胎动记录表——12小时的胎动计数

日期														
孕周	28	1	2	3	4	5	6	29	1	2	3	4	5	6
胎动														
孕周	30	1	2	3	4	5	6	31	1	2	3	4	5	6
胎动														
孕周	33	1	2	3	4	5	6	32	1	2	3	4	5	6
胎动														
孕周	…	1	2	3	4	5	6	…	1	2	3	4	5	6
胎动														
孕周	40	1	2	3	4	5	6	41	1	2	3	4	5	6
胎动														

≥30次/12小时(正常)
<20次/12小时(异常)
<10次/12小时胎儿(宫内缺氧)

≥3次/小时
≥6次/ 2小时
正常

5.异常情况识别

- □阴道流血
- □阴道流液
- □胎动减少或消失
- □心慌气短(休息后不缓解)
- □头痛、头晕、视物不清
- □恶心、呕吐不能进食
- □其他不能确定的异常情况

6.常见“不适”及处理：白带异常

- □ 妊娠后阴道分泌物(白带)会出现增多、色淡黄的表现，属于正常的生理现象。
- □ 穿着宽松的纯棉内裤。
- □ 不要再洗坐浴，更不要冲洗阴道。
- □ 分泌物增多，同时伴有外阴瘙痒、腥臭，黄(绿)色或带血，豆渣或泡沫样，均说明已有感染，要及时就医。

7.孕妇学校听课记录

听课日期	题目(举例)	主要内容	备注
	孕产期相关优惠政策及孕校课程介绍		
	中期保健与指导		
	孕期营养与体重管理		
	孕期心理保健		
	健康生活方式		
	母乳喂养		
	安全分娩喜迎新生		
	新生儿保健		
	产褥期保健		

课堂小测验

1

确保孕产期母婴安全的主要措施是什么?
①彩超
②血、尿等化验检查
③妇科检查
④产前检查
⑤产前筛查或产前诊断
⑥孕妇学校
⑦以上都是

课堂小测验

2

孕妇个人健康指标有哪些?
①血压
②体重指数
③血红蛋白
④血糖
⑤以上都是

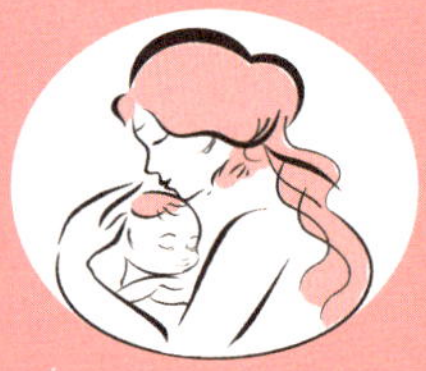

第三讲

身心愉悦 幸福孕育

内容要点

一 孕产期常见的心理变化

二 孕产期心理变化的原因

三 易出现心理问题的孕妇

四 心理问题及应对方法

一、孕产期常见的心理变化

- 心理健康相关知识
- 孕早期心理反应
- 孕中期心理反应
- 孕晚期心理反应
- 分娩期心理反应
- 产褥期心理反应

1.心理健康相关知识

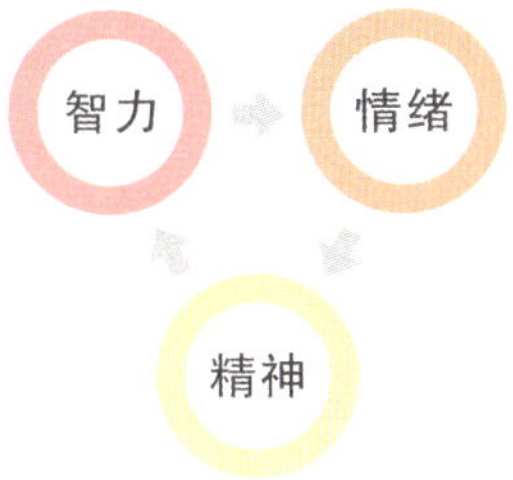

心理健康：一种良好的心理状态，能够恰当地认识和评价自己和周围的人和事，有和谐的人际关系，情绪稳定，行为有目的性，不放纵，能够应对生活中的压力，能够正常学习、工作、生活，对家庭和社会有所贡献。

有助于提升孕产妇的幸福感，关系到家庭幸福安康！

女性在孕产期激素水平剧烈变化，同时面临角色转变、孕期及产后众多心理及社会因素变化，是众多心理问题的高发时段……

心理健康的三级预防

一级预防

- ☐心理健康人群。
- ☐有心理行为问题和心理疾病的人群。
- ☐有心理危机的人群和精神病患者。

心理健康的三级预防

二级预防	三级预防
健康的一半是心理健康	精神疾病可防可治
疾病的一半是心理疾病	心理问题及时求助

孕产期常见心理变化如下

□ 幸福、紧张、担心、不安、恐惧、敏感、排斥

□ 多疑、焦虑、失落、挫折、抑郁、失眠、喜悦

2.孕早期心理反应

□ 心理特征

· 早孕反应：体内激素水平变化，造成身体的各种不适。

· 不同程度的恐惧心理，情绪不稳定，易接受暗示，依赖性增强，内心退缩；内心体验是矛盾的：既高兴又害怕，害怕流产，担心会不会营养不良、畸形。

□ 心理反应

· 惊喜、开心、期待、接纳。

· 担心、害怕、多疑、恐惧、愤怒，甚至拒绝。

3.孕中期心理反应

□ 心理特征

- 情绪相对稳定，依赖性减少。
- 感知觉、记忆力、应变能力略有下降。
- 抵御各种不良刺激的能力增强。
- 希望丈夫积极参与，一起感受胎儿生长发育。
- 性疏远、害怕流产、担心胎儿发育、担心体型。

□ 心理反应

- 喜悦、愉悦、幸福、轻松，对异常产检结果担心、害怕。

4.孕晚期心理反应

□ 心理特征

- 负荷增大，情绪不稳定。
- 担心胎儿是否健康。
- 害怕分娩不顺利、害怕疼痛。
- 内心退缩，依赖性更加增强。

□ 心理反应

- 盼望、期待、喜悦、担忧、恐惧、不安全感、应激事件。
- 能不能顺产、会不会有危险、宝宝会不会健康。

5.分娩期心理反应

□ 心理特征

- 矛盾心理：期待和担心、希望和害怕。
- 恐惧和焦虑：是否有家人陪伴、医务人员态度、技术水平。
- 陌生与孤独：陌生环境、冷漠态度、痛苦的呻吟。
- 悲伤情绪：自身疾病、胎儿畸形、死胎。

6.产褥期的心理反应

□心理特征

- 心身疲惫、睡眠需求，自我照顾、照顾宝宝、挫折感、焦虑。
- 角色适应、易怒、不安、爱哭、心情压抑、兴趣下降，精力下降。

□心理反应

- 兴奋、高兴、激动、委屈、害怕、悲伤、自责、内疚、焦虑、抑郁，担心体型能否恢复、是否有足够的母乳喂养宝宝、宝宝能否健康成长。

二、孕产期心理变化的原因

□多方面因素影响
□角色转换
□身体内在功能变化

□体型的改变
□检查结果异常

1.多方面因素影响

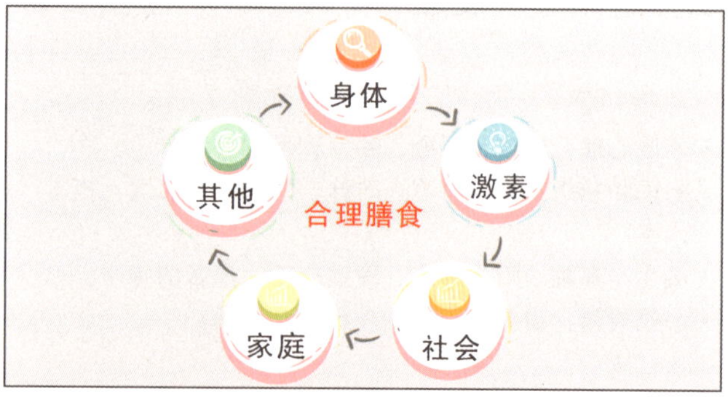

2.角色转换

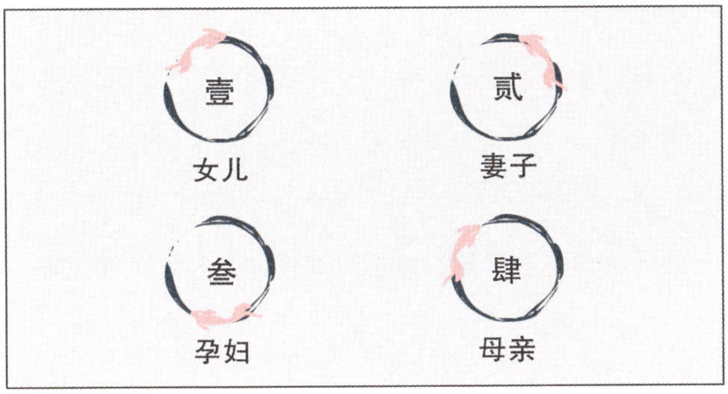

3.身体内在功能变化

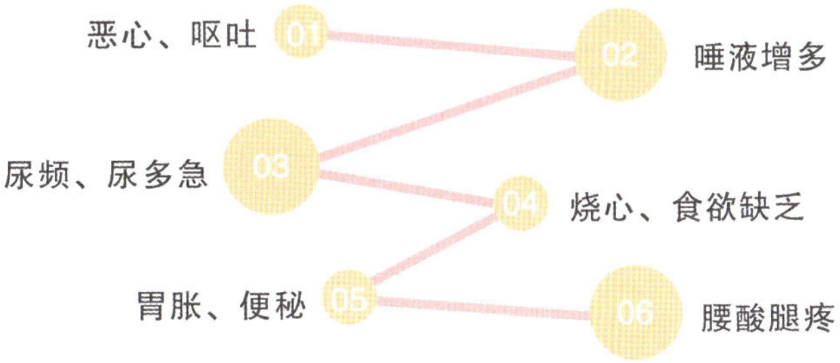

4.体型的改变

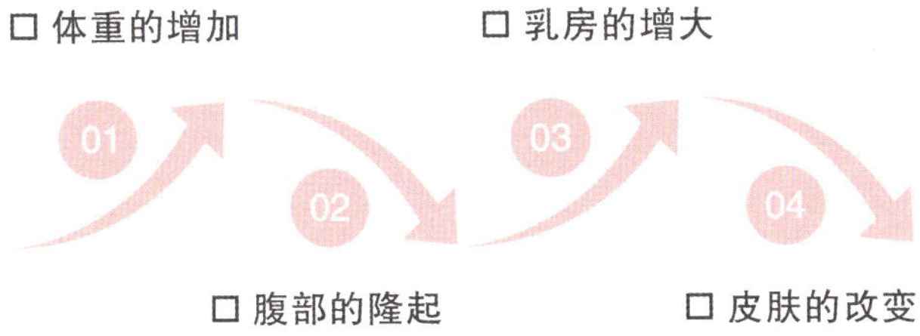

5.检查结果异常

□ 彩超结果异常

· 羊水多少、胎儿发育异常、胎盘异常、脐带异常等。

□ 化验结果异常

· 唐氏筛查结果异常、血尿常规异常、肝肾功异常等。

三、易出现心理问题的孕妇

□ 不良孕产史
□ 妊娠期并发症、合并症、助孕妊娠
□ 自身的性格和家庭环境
□ 社会因素

□ 不良孕产史
□ 妊娠合并症、并发症、辅助生殖
□ 精神病病史或某种性格特征及家庭关系
□ 社会因素
□ 膳食

1.不良孕产史

稽留流产史	复发性流产史
A	B
死胎、死产史	畸形儿史
C	D

2.妊娠期并发症、合并症、助孕妊娠

妊娠呕吐	妊娠高血压	妊娠糖尿病	阴道出血
妇科肿瘤、炎症	慢性病	传染病	辅助生育

3.自身的性格和家庭环境

□ 婚姻关系不和谐或分居，对丈夫或性伴侣不信任。

□ 情绪不稳定，喜怒无常、争强好胜，性格偏执、固执。

□ 有轻微交往恐惧，人际关系紧张，经常性以自我中心。

4.社会因素

- 青少年妊娠、未婚妊娠、非意愿妊娠或初产妇。
- 经济困难、产后缺乏支持、照顾和护理。
- 配偶或家庭暴力，丈夫不良行为。

四、心理问题及应对方法

- 孕产期心理问题识别
- 孕产期常见心理问题
- 心理问题的应对方法

1.孕产期心理问题识别

- 在每次产前或产后检查中和医生交流反馈自己的情绪状况，分析心理社会风险因素。
- 至少应该在孕早期(13^{+6}周前)、孕中期($14\sim27^{+6}$周)、孕晚期(28周及以后)、产后42天分别进行心理健康筛查。

抑郁症(PHQ_9)自评量表

· 最近2个星期里，您有多少时间受到以下任何问题的困扰?	完全不会	几天	一半以上的日子	几乎每天
1.做事时提不起劲或只有少许乐趣	0	1	2	3
2.感到心情低落、沮丧或绝望	0	1	2	3
3.入睡困难、很难熟睡或睡太多	0	1	2	3
4.感觉疲劳或无精打采	0	1	2	3
5.胃口不好或吃太少	0	1	2	3
6.觉得自己很糟，或觉得自己很失败，或让自己或家人失望	0	1	2	3
7.很难集中精神做事,例如看报纸或看电视	0	1	2	3
8.动作或说话速度缓慢到别人可察觉到的程度? 或正好相反——您烦躁或坐立不安，动来动去的情况远比平常多	0	1	2	3
9.有不如死掉或用某种方式伤害自己的念头	0	1	2	3
10.如果存在以上任何一个问题，这些问题在您工作、照顾家庭事务或与他人相处上造成了多大的困难?	毫无困难0	有点困难1	非常困难2	极度困难3

抑郁症(GAD_7)自评量表

· 最近2个星期里，您有多少时间受到以下任何问题的困扰?	完全不会	几天	一半以上的日子	几乎每天
1.感觉紧张，焦虑或急切	0	1	2	3
2.不能够停止或控制担忧	0	1	2	3
3.对各种各样的事情担忧过多	0	1	2	3
4.很难放松下来	0	1	2	3
5.由于不安而无法静坐	0	1	2	3
6.变得容易烦恼或急躁	0	1	2	3
7.感到害怕，似乎将有可怕的事情发生	0	1	2	3

孕产妇心理健康评估其他常用量表

- □妊娠压力量表：了解妊娠期间特殊压力的来源及其影响程度。
- □分娩恐惧量表：分娩恐惧是孕晚期最常见的压力问题。
- □EPDS量表：主要用于产后抑郁的筛查。
- □分娩恐惧量表：建议孕中、晚期至少查一次。

2.孕产期常见心理问题

- □ 孕产期特有压力问题。
- □ 睡眠问题。
- □ 敏感多疑。
- □ 孕产期焦虑。
- □ 孕产期抑郁。
- □ 产后心绪不良。

3.心理问题的应对方法

- □ 做好自我健康管理。
- □ 保持积极乐观的心理方法。
- □ 负面情绪的管理。
- □ 常见心理问题的应对办法。

(1)做好自我健康管理

- □ 健康生活方式。
- □ 胎教放松训练。
- □ 预防疾病，患病后在医生指导下用药。
- □ 健康生活方式。
- □ 保持良好的个人卫生习惯。

□ 孕期戒烟、避免被动吸烟、孕期戒酒、避免酗酒、减少咖啡因的摄入。

□ 不要密切接触宠物、尽量避免辐射照射、避免接触环境中的有毒有害物质。

□ 减轻工作压力、避免繁重劳动、避免长途旅行、注意出行安全。

□ 胎教放松训练

- 孕妇先排空小便，仰卧在床上，全身放松，双手轻放在胎儿头上，也可将上身垫高，采取半仰卧姿势，不论采取什么姿势，自己一定要感到很舒适。孕妇可先轻轻呼唤胎儿的名字，并将双手手指放在腹部，从上到下、从左到右轻轻触摸胎儿。也可用一手指轻按一下腹部再抬起，胎儿能马上做出反应。胎儿的反应速度也有快有慢。在抚摸胎儿时，随时要注意胎儿的反应，如果胎儿对抚摸刺激不高兴，就有可能用力挣扎或者蹬腿，这时应马上停止抚摸。若胎儿受到抚摸后，过一会就轻轻蠕动做出反应，这种情况可以继续抚摸，一直持续几分钟再停止或改用语言、音乐的方法。

中国营养学会 Chinese Nutrition Society　MCNC-CNS 中国营养学会妇幼营养分会

中国孕期妇女平衡膳食宝塔

依据《中国居民膳食指南(2022)》绘制

- 叶酸补充剂0.4毫克/天
- 贫血严重者在医生指导下补充铁剂
- 适度运动，经常户外活动
- 每周测量体重，维持孕期适宜增重
- 愉悦心情，充足睡眠
- 饮洁净水，少喝含糖饮料
- 准备母乳喂养
- 不吸烟，远离二手烟
- 不饮酒

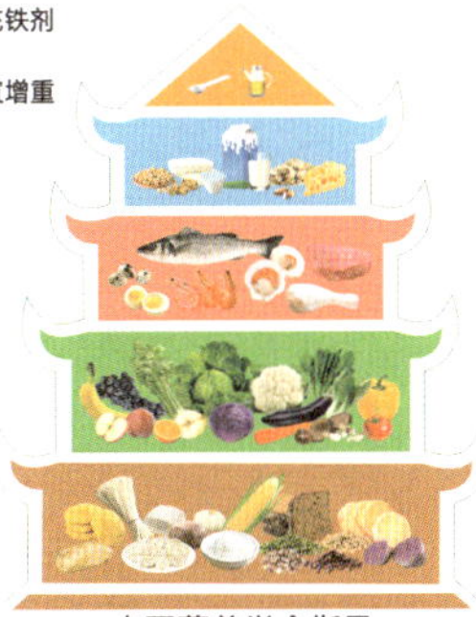

中国营养学会指导
中国营养学会妇幼营养分会编制

	孕中期	孕晚期
加碘食盐	5克	5克
油	25克	25克
奶类	300-500克	300-500克
大豆/坚果	20克/10克	20克/10克
鱼禽蛋肉类	150-200克	175-225克
瘦畜禽肉	50-75克	50-75克
每周1-2次动物血或肝脏		
鱼虾类	50-75克	75-100克
蛋类	50克	50克
蔬菜类	400-500克	400-500克
每周至少一次海藻类		
水果类	200-300克	200-350克
谷类	200-250克	225-275克
——全谷物和杂豆	75-100克	75-125克
薯类	75克	75克
每天必须至少摄取含130克碳水化合物的食物		
水	1700毫升	1700毫升

孕早期食物量同备孕期每天必须至少摄取含130克碳水化合物的食物(具体食物量请咨询注册营养师)

(2)保持积极乐观的心理的方法

□ 营造温馨和睦的家庭氛围。

□ 家人要重视和关心孕妇心理变化，理解和安抚。

□ 丈夫的言行要更加体贴、关爱、温情。合理膳食、陪伴运动。

（2）保持积极乐观的心理方法

- □ 建立一种宽容和感恩之心。
- □ 对家人所做的每一件事都要感谢，要知足，这样就可减少失望和不满情绪。
- □ 乐观、开朗、豁达的生活态度，将目标定在自己能力所及的范围内，建立良好的人际关系，积极参加社会活动等均有助于个体保持自身的心理平衡状态。

- □ 恰当的情绪表达和分享快乐。
- □ 孕妇要学会释放心中烦恼，多与家人和朋友交流，可把自己的烦恼向密友倾诉，或写信、写日记。
- □ 学习转移情绪的方法：在心里出现担心、紧张、抑郁或烦闷时，去做一件高兴或喜欢的事。
- □ 改变形象：换一个发型，买一件新衣服，装点一下房间，都会给产妇带来一些新鲜感，从而改变沮丧的心情。

（3）负面情绪的管理

□ 适量运动

- 应鼓励没有运动禁忌证的孕产妇进行适当的体育锻炼。

□ 减压干预

- 团体辅导，沙盘游戏治疗，放松练习等课程，或者个体心理干预方法、支持、陪伴，缓解压力。

□ 家庭支持

- 建立良好的家庭支持系统。

□ 远程干预

- 通过计算机辅助的认知行为治疗，或者网络 、电话等远程心理咨询和心理支持。

（4）常见心理问题的应对方法

□ 睡眠问题

- 饮食调理：均衡合理膳食；避免刺激性强的食物；多食有助睡眠的食物，如睡前喝一杯牛奶。
- 纠正不良生活习惯：睡前减少进食；可阅读内容轻松的读物或听轻松音乐；养成定时睡觉的习惯。
- 保证良好的睡眠环境：卧室选用遮光好的窗帘；安静。
- 保持通风，不宜过冷、过热或过于干燥。

□ 注意：上述方法无效的情况下，一定要到医院就诊。

□ 消除疑虑

- 由可信任的专业技术人员详细耐心地解释孕妇身体出现的变化和问题。
- 多与有妊娠分娩经历的人交流，从中获得经验。
- 转移注意力。

□ 缓解焦虑

- 主动了解有关知识。
- 认识到妊娠分娩是正常的生理现象。
- 在孕妇学校或产前检查时，向医护人员咨询。
- 和其他准妈妈、新妈妈交流，分享妊娠与分娩的经验。

□ 自我无法调节，建议由丈夫陪同及时到心理门诊就诊。

□产后心绪不良

· 大多数产妇在产后10日内，会出现情绪不稳定、易哭泣、激动、悲哀、焦虑、注意力不集中、失眠和食欲缺乏，常伴随焦躁不安等，可断续出现，持续数日，大多可自然缓解。发生率为26%~85%。

□注意：不能自然缓解时，一定要及时到医院就诊。

课堂小测验

1

什么是心理健康？
A.恰当地认识和评价自己和周围的人和事
B.有和谐的人际关系
C.情绪稳定
D.行为有目的性，不放纵
E.能够应对生活中的压力

课堂小测验

2

如何维护孕期心理健康？
A.以自我为中心
B.健康的生活方式
C.主动参加孕期保健
D.遵医嘱，科学理性对待孕期出现的问题
E.家人支持

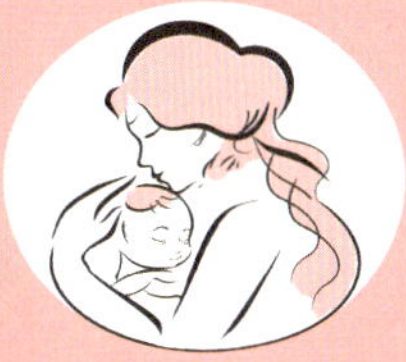

第四讲

均衡营养 适量运动

内容要点

一 孕期营养的重要性

二 孕期膳食指导

三 孕期体重标准

四 适宜运动与体重管理

世界上没有一种食物含有人体所需的全部营养素，妊娠期间为了满足孕妇自身代谢需要及胎儿生长发育需求，必须多种食物相互搭配，以达到全面、均衡、营养的膳食。

一、孕期营养的重要性

- □ 合理营养为胎儿创造最适于生长的宫内环境
- □ 常见的营养误区
- □ 孕期增加的能量并不多
- □ 孕期不适宜增重对母婴的影响
- □ 人体所需的七大类营养素

- □ 生命早期1 000天赢得生长发育黄金期。
- □ 胎儿生长期间是关键的“窗口期”。
- □ 母亲的孕期营养状况影响孩子的一生。

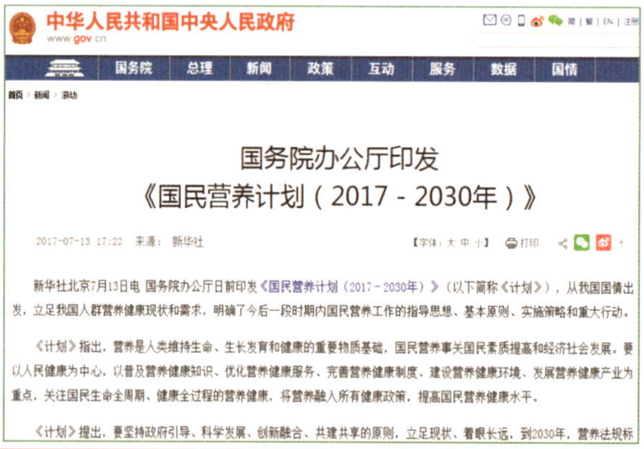

中华人民共和国中央人民政府
www.gov.cn

国务院 总理 新闻 政策 互动 服务 数据 国情

首页 > 新闻 > 滚动

国务院办公厅印发
《国民营养计划（2017 - 2030年）》

2017-07-13 17:22 来源：新华社 【字体：大 中 小】 打印

新华社北京7月13日电 国务院办公厅日前印发《国民营养计划（2017－2030年）》（以下简称《计划》），从我国国情出发，立足我国人群营养健康现状和需求，明确了今后一段时期内国民营养工作的指导思想、基本原则、实施策略和重大行动。

《计划》指出，营养是人类维持生命、生长发育和健康的重要物质基础，国民营养事关国民素质提高和经济社会发展。要以人民健康为中心，以普及营养健康知识、优化营养健康服务、完善营养健康制度、建设营养健康环境、发展营养健康产业为重点，关注国民生命全周期、健康全过程的营养健康，将营养融入所有健康政策，提高国民营养健康水平。

《计划》提出，要坚持政府引导、科学发展、创新融合、共建共享的原则，立足现状、着眼长远，到2030年，营养法规标

生命早期1 000天营养健康行动

1.合理营养为胎儿创造最适于生长的宫内环境

- □ 营养是保障母子健康的物质基础。
- □ 也是提高下一代身体素质和促进智力发育的物质基础。
- □ 健康素养第2条：每个人都有维护自身和他人健康的责任，健康的生活方式能够维护和促进自身健康。

你想生一个多重的孩子？

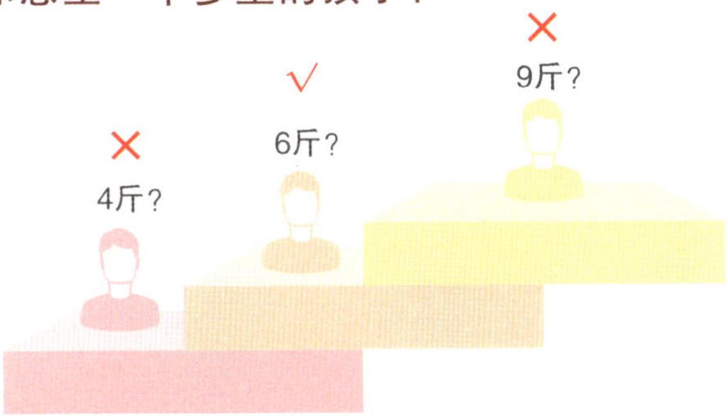

2.常见的营养误区

- 增加营养越多越好
- 多吃保健品，越贵越好
- 多吃坚果宝宝聪明，多吃葡萄等宝宝皮肤好
- 妈妈体重增长越多，宝宝营养越好
- 多一个人多一碗饭，吃多点宝宝长得越胖越好

3.孕期增加的能量并不多

□ 在非孕基础上

- 孕早期每天增加 0千卡(1千卡=4.2千焦)
- 孕中期每天增加300千卡
- 孕晚期每天增加450千卡

- 孕中期每天增加300千卡食物举例
  鸡蛋60克、核桃15克、面包1片
- 孕晚期每天增加450千卡
  青菜500克、米饭65克、河虾100克、苹果200克、牛奶160克

4.孕期不适宜增重对母婴的影响

- 口 脂肪堆积过多，产后难恢复体型，成为肥胖者。
- 口 妊娠风险增加。
- 口 流产风险增加。
- 口 贫血、妊娠高血压、糖尿病等合并症风险增加。
- 口 早产、胎膜早破风险增加。
- 口 胎儿生长受限风险增加。
- 口 低出生体重风险增加。
- 口 新生儿出生缺陷风险增加。
- 口 难产剖宫产风险增加。
- 口 影响产后泌乳。

5.人体所需的七大类营养素

碳水化合物　蛋白质　脂肪

矿物质　维生素　水

膳食纤维

二、孕期膳食指导

- 口 调整孕前体重至适宜水平
- 口 孕早期饮食指导
- 口 孕中、晚期膳食指导
- 口 特殊群体孕妇孕期膳食指导
- 口 哺乳期膳食指导

□ 在一般人群营养基础上，补充以下5条。

- 补充叶酸，常吃含铁丰富的食物，选用碘盐。
- 孕吐严重者少量多食，保证摄入含必需量碳水化合物的食物。
- 孕中晚期适量增加奶、鱼、禽、蛋、瘦肉的摄入。
- 适量身体活动，维持孕期适宜增重。
- 禁烟酒，愉快孕育新生命，积极准备母乳喂养。

——《中国妇幼人群膳食指南(2016)》

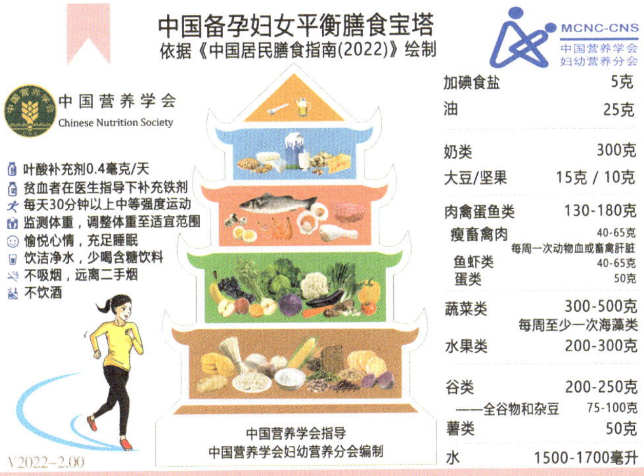

调整孕前体重至适宜水平

□ 肥胖或低体重备孕妇女应调整体重，使BMI达到18.5~23.9克/平方米范围。

□ 保证平衡膳食并维持适宜体重，以在最佳的生理状态下孕育生命。

1.调整孕前体重至适宜水平

(1)低体重
(BMI<18.5千克/平方米)者

□ 可通过适当增加食物量和规律运动来增加体重。

□ 每天可有1~2次的加餐：牛奶200毫升或粮谷、畜肉类50克或蛋类、鱼类75克。

(2)肥胖
(BMI≥28.0千克/平方米)者

□ 改变不良的饮食习惯。

□ 减慢进食速度。

□ 避免过量进食。

□ 减少高能量、高脂肪、高糖食物的摄入，应多选低升糖指数(CI)、富含纤维素、营养素密度高的食物。增加运动，每天30~90分钟中等强度运动。

2.孕早期饮食指导

□孕早期无明显早孕反应者应继续保持孕前平衡膳食。
□孕吐较明显或食欲不佳的孕妇不必过分强调平衡膳食。
□孕期每天必须摄取至少130克碳水化合物，首选易消化的粮谷类食物。
□进食少或孕吐严重者寻求医生帮助。
□在非孕基础上孕早期能量增加0卡每天。

（1）饮食原则

① 少食多餐，以保证食量
② 以新鲜蔬菜和水果、大豆制品、鱼、禽、蛋及各种谷类制品等清淡和适口食物为主
③ 可口服少量B族维生素以缓解妊娠反应
④ 孕早期保障每天摄入 150克碳水化合物(约合谷类 200克)
⑤ 每日继续补充叶酸 400克

（2）膳食建议

□ 补充叶酸，常吃含铁丰富的食物，选用碘盐。
- 常吃富含叶酸的食物：动物肝脏、蛋类、豆类、酵母、绿叶蔬菜、水果及坚果类，每天保证摄入400克各种蔬菜且其中1/2以上为新鲜绿叶酸菜。
- 每天补充叶酸400微克,一直到整个孕期。
- 常吃含铁丰富的食物，除选用碘盐外，每周还应摄入1~2种含碘丰富的海产品。

□ 早孕反应明显者不必过分强调平衡膳食

- 早孕反应是许多孕妇在孕早期都会出现的正常生理现象，不必过于担心和焦虑，保持愉快稳定的情绪，注意食物的色、香、味的合理搭配，有助于缓解和减轻症状。
- 早孕反应明显时，不必过分强调平衡膳食，也无须强迫进食。
- 可根据个人饮食嗜好和口味选择容易消化的食物，少食多餐。
- 进餐的时间、地点依个人的反应特点而异，可清晨醒来起床前进食也可在临睡前进食。

满足一日叶酸需要的食物搭配

	食物名称	重量/克	叶酸含量/毫克
例1	小白菜	100	57
	甘蓝	100	113
	茄子	100	10
	四季豆	100	28
	合计	400	208
例2	韭菜	100	61
	油菜	100	104
	辣椒	100	57
	丝瓜	100	22
	合计	400	224

满足130克碳水化合物的最低限制的食物

食物名称	重量/克	碳水化合物量/克
全麦面粉	200	130
精制小麦粉或大米	170~180	130
大米	50	130
小麦粉	50	
鲜玉米	100	
薯类	150	

3.孕中、晚期膳食指导

- ☐ 孕中期开始，每天增加奶200克,奶的总摄入量达到500克/天。
- ☐ 孕中期/天增加鱼、禽、蛋、瘦肉共计50克，孕晚期再增加75克左右。
- ☐ 每周最好食用2~3次深海鱼类。
- ☐ 在非孕期基础上，孕中期能量增加300卡/天，孕晚期增加450卡/天。

孕中期：$14\sim27^{+6}$周

如何使奶的总摄入量达到500克/天

- ☐ 种类：液态奶、酸奶、奶粉。
- ☐ 食用时间：正餐或加餐。
- ☐ 误区：乳饮料不能代替奶。
- ☐ 奶类营养丰富，营养组成比例适宜，容易消化吸收，是膳食钙质的极好来源。饮奶有利于骨质健康，减少骨质丢失。

如何增加鱼、禽、蛋、瘦肉的摄入

妊娠时期	较孕前增加奶量/克	鱼、禽、蛋、瘦肉/克	提供蛋白质量/克
孕中期	200(蛋白质5~6)	50(蛋白质10)	15
孕晚期	200(蛋白质5~6)	125(蛋白质25)	30

孕中、晚期一天食物量

食物种类	建议量/克	
	孕中期	孕晚期
谷类/薯类	200~250/50	200~250/50
蔬菜类	300~500	300~500
水果类	200~400	200~400
鱼、禽、蛋、瘦肉(含动物内脏)	150~200	200~250
牛奶	300~500	300~500
大豆类	15	15
坚果	10	10
烹调油	25	25
食盐	6	6

□ 孕妇一日所需1 800千卡能量饮食举例大约相当于

• 250克米饭，300克蔬菜，200克水果，100克肉、禽和鱼虾类，1枚鸡蛋，100克豆腐，200毫升牛奶，1.5 ~ 2勺油。

□ 多种食物组成的膳食，才能满足人体各种营养需求。三餐食物要多样化，注意荤素搭配。

孕中、晚期对钙的需要量增加

□ 膳食钙摄入需增加200毫克/天，总量达到1 000毫克/天。

□ 孕期饮食不含奶类的中国妇女产后骨密度比同龄非孕妇女下降16%。

□ 孕期低钙摄入会增加发生妊娠高血压的风险。

□ 孕妇增加奶制品的摄入可使妊娠高血压的发生率降低35%、子痫前期的发生率降低55%、早产发生率降低24%。

□ 孕妇饮奶可降低孩子出生后对牛奶蛋白过敏的风险。

- 孕期膳食铁摄入不足，容易导致孕妇及婴儿发生缺铁性贫血和铁缺乏。
- 缺铁导致胎盘缺氧则易发生妊娠高血压及妊娠高血压性心脏病。
- 缺铁使孕妇抵抗力下降，导致产妇虚弱，容易并发产褥期感染、产后大出血等。
- 缺铁增加早产、低出生体重及儿童认知障碍风险。

4.特殊群体孕妇孕期膳食指导

- 特殊情况孕妇包括：糖尿病合并妊娠、妊娠期糖尿病、多胎妊娠、孕前体重异常(过瘦或肥胖)、多囊卵巢综合征、甲亢或甲减、曾有不良孕产史等孕妇。
- 特殊情况孕妇需要特别注意营养问题，一定要到专科门诊，听取专科医生的建议和指导。

对血糖影响比较小的食物

- 谷类：大麦、小麦、燕麦、荞麦、黑米等。
- 薯类：马铃薯粉、藕粉、魔芋等。
- 奶类：牛奶、低脂奶粉。
- 豆类：黄豆、豆腐、绿豆、豌豆、四季豆、扁豆。
- 水果类：苹果、桃、梨、樱桃、李子、柑、柚。
- 果汁：苹果汁、水蜜桃汁。
- 混合膳食：馒头+芹菜炒鸡蛋、烙饼+鸡蛋炒木耳、米饭+鱼、包子、馄饨。
- 即食食品：全麦或高纤维食品、黑麦面包。

□注意

- 尽量选择优质蛋白质，奶、鱼、禽、蛋、瘦肉是优质蛋白质的主要来源。
- 尽量避免反式脂肪酸的摄入。
- 尽量选择相对健康的加工方式。

□糖尿病孕妇需要到营养专科门诊就诊！

孕期一日食谱举例

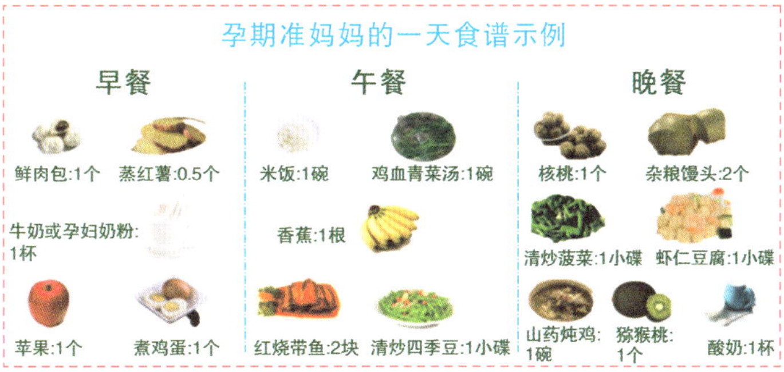

5.哺乳期膳食指导

产褥期：产后42天以内

哺乳期是母体用乳汁哺育新生子代，使其获得最佳生长发育，并奠定一生健康基础的特殊生理阶段。

可不是孩子出生后，就不管不顾啦！

哺乳的妇女比非哺乳的妇女需要更多的营养，还通过乳汁的口感和气味，潜移默化地影响较大婴儿对辅食的接受和后续多样化的饮食结构的建立！

膳食建议

- □ 增加富含优质蛋白质及维生素A的动物性食物和海产品，选用碘盐。
- □ 产褥期食物多样不过量，重视整个哺乳期营养。
- □ 愉悦心情，充足睡眠，促进乳汁分泌。
- □ 坚持哺乳，适度运动，逐步恢复适宜体重。
- □ 忌烟酒，避免浓茶和咖啡。

- □ 每天比孕前增加80~100克的鱼、禽、蛋、瘦肉，必要时可部分用大豆及其制品替代。
- □ 比孕前增饮200毫升的牛奶，使饮奶总量达到每日400~500毫升。
- □ 每周吃1~2次动物肝脏，愉悦心情，充足睡眠，促进乳汁分泌。
- □ 至少每周摄入1次海鱼、海带、紫菜、贝类等海产品。
- □ 采用加碘烹调食物。

（1）获得25克优质蛋白质的食物组合。

最好每天选3种以上的含优质蛋白质的食物，数量适当，合理搭配，以获得所需的优质蛋白质和其他营养素。

食物种类	食用量/克	蛋白质含量/克
	组合一	
牛肉	50克	10.0
鱼	50克	9.1
牛奶	200毫升	6.0
合计		25.1
	组合二	
瘦猪肉	50克	10.0
鸡肉	60克	9.5
鸡肝	20克	3.3
合计		25
	组合三	
鸭肉	50克	7.7
虾	60克	10.9
豆腐	80克	6.4
合计	—	25.0

（2）获得1 000克钙的食物组合。

牛奶、深绿色蔬菜、豆制品、虾皮、小鱼等食物含钙丰富。为增加钙的吸收和利用，还应该补充维生素D或多做户外活动。

食物种类	食用量	蛋白质含量/克
		组合一
牛奶	500毫升	540
豆腐	5克	127
虾皮	50克	50
蛋类	200克	30
绿叶菜(如小白菜)	100克	180
鱼类(如鳃鱼)	—	79
		1 005
	300毫升	组合二
牛奶	60克	324
豆腐干	10克	185
芝麻酱	50克	117
蛋类	200克	30
绿叶菜(如小白菜)	100克	180
鱼类(如鲫鱼)	—	79
合计		1 005

（3）获得600微克视黄醇活性当量(RAE)的维生素A

动物肝脏富含维生素A，每周增选1~2次猪肝(总量85克)或鸡肝(总量40克)

动物肝脏、蛋黄、奶类动物性食物中的维生素A是视黄醇，深绿色和红黄色蔬菜、水果富含维生素A等。

（4）选用碘盐、食用海产品，增加乳汁中的碘和DHA

在食用加碘盐的同时，还需要增加富含碘的海产品，如海带、紫菜和鱼虾。

海产品如鱼虾还富含n-3多不饱和脂肪酸，有利于婴儿的生长发育，特别是脑和神经系统发育。

哺乳期一日食谱举例

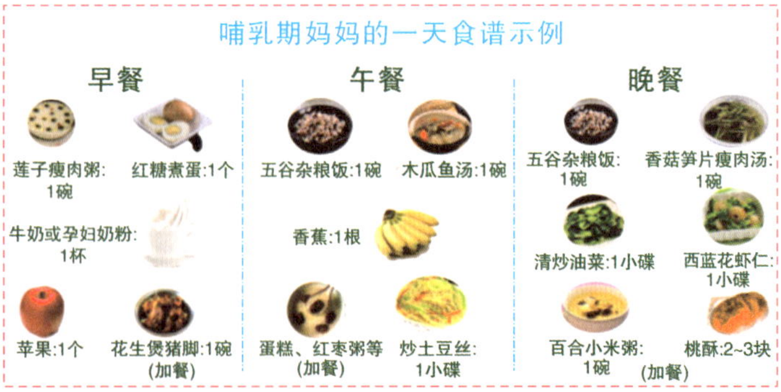

三、孕期体重标准

□ 体重相关概念
□ 妊娠期妇女体重增长范围

1.体重相关概念

体重指数(BMI)=体重(千克)/身高^2(平方米)

□妊娠前体重(千克)：妊娠之前3个月内的平均体重。
□分娩前体重(千克)：分娩前1周内最后1次称量的体重。
□妊娠期体重(千克)总增长值=分娩前体重–妊娠前体重。
□妊娠早期体重(千克)增长值=妊娠13周末体重–妊娠期前体重。
□妊娠中期体重(千克)增长值=妊娠27周末体重–妊娠13周末体重。
□妊娠晚期体重(千克)增长值=分娩前体重–妊娠27周末体重。

2.妊娠期妇女体重增长范围

□每周体重增长推荐值

妊娠前女性BMI分类/(千克/平方米)	总增长值范围/千克	妊娠早期增长值范围/千克	妊娠中晚期增长值范围/(千克/周)
低体重(BMI<18.5)	11.0~16.0	0~2.0	0.46(0.37~0.56)
正常体重(18.5≤BM I<24.0)	8.0~14.0	0~2.0	0.37(0.26~0.48)
超重(24.0≤BM I<28)	7.0~11.0	0~2.0	0.30(0.22~0.37)
肥胖(≥28.0)	5.0~9.0	0~2.0	0.22(0.15~0.30)

四、适宜运动与体重管理

- ☐ 营养摄入与体重的关系
- ☐ 运动频次及体重测量
- ☐ 孕期运动的益处
- ☐ 孕期运动的形式
- ☐ 孕期运动强度和频次
- ☐ 孕期运动绝对禁忌证
- ☐ 孕期运动中停止运动的信号
- ☐ 孕期运动注意事项

☐ 孕期必要的体重增长。
- 胎儿体重：3.3千克。
- 胎儿附属物：胎盘羊水重量1.5千克。
- 增多的血液和细胞间液：2.7~3.6千克。
- 增大的子宫：1.0千克。
- 增大的乳房：0.4千克。

☐ 非必要的体重增长。
- 孕妇身体脂肪蓄积：2~6千克。

1.营养摄入与体重的关系

☐ 通过增加食物摄入量来满足微量营养素的需要极有可能引起能量摄入过多或体重增加过多。

☐ 孕期妇女职业活动，身体活动显著减少 。

☐ 适宜的身体活动有益于维持体重的适宜增长和阴道分娩。

—— 以上内容引自《中国居民膳食指南(2020版)》

2.运动频次及体重测量

- □ 孕期适宜增重有助于良好妊娠结局，应重视体重监测和管理。
- □ 孕早期体重变化不大，可每月测量一次，孕中晚期应每周测量1次体重。
- □ 健康孕妇每天应进行不少于30分钟的中等强度身体活动，适宜的身体活动有益于维持体重的适宜增长和阴道分娩。

（1）孕期适宜增重有助于良好妊娠结局，应重视体重监测和管理

- □ 应从孕前开始进行体重监测和管理。
- □ 体重增长不足者，可适当增加高能量密度的食物摄入。体重增长过多者，应在保证营养素供应的同时注意控制总能量的摄入，并适当增加身体活动。
- □ 使用校正准确的体重秤。
- □ 每次秤重前均应排空大小便、脱鞋帽和外套，穿单衣。

（2）孕早期每月测量一次，孕中晚期应每周测量1次体重

- □ 孕早期体重增重不明显。
- □ 早孕反应明显的孕妇，还可能出现体重下降，均为正常。
- □ 应注意避免孕早期体重增长过快。

（3）孕期如何进行适当的身体活动

- □ 运动量：孕中晚期每天应进行30分钟中等强度的身体活动。
- □ 常见的中等强度运动类型：快走、游泳、打球、跳舞、孕妇瑜伽、各种家务劳动。
- □ 运动类型选择：根据自己的身体状况和孕前的运动习惯，结合主观感觉。
- □ 运动原则：安全、量力而行、循序渐进。
- □ 中等强度的运动：是指运动后心率提高、微微出汗，可以说话但不能唱歌。

□ 能量摄入

- 推荐孕中晚期每天能量摄入比孕前分别增加300千卡/天和450千卡/天。
- 是基于维持身体活动水平不变的前提。

□ 体力活动

- 孕期体力活动水平比孕前有明显下降，容易导致能量过剩和体重增长过多。
- 国内外研究证实：对孕妇进行以体力活动和膳食指导为基础的干预，并辅以体重监测，可有效减少体重增长，帮助孕妇实现孕期体重适宜增长。

3.孕期运动益处

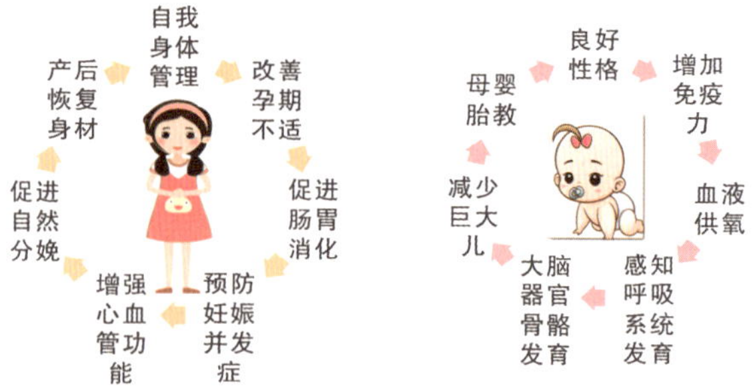

4.孕期运动的形式

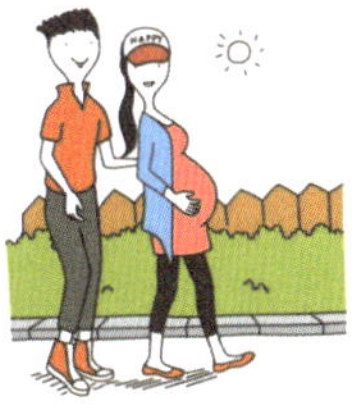
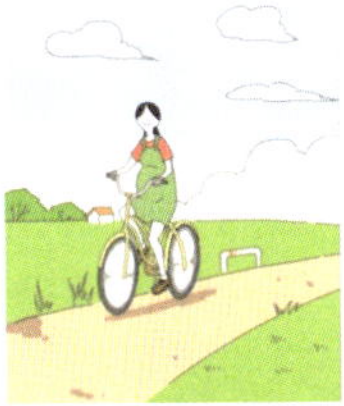

- ☐ 步行：对所有孕妇都适合。
- ☐ 游泳：一项很好的运动，可以让很多肌肉参与活动。
- ☐ 骑固定自行车：很好的有氧运动。
- ☐ 做有氧运动(体操)：可以加强心肺功能。
- ☐ 跑步：如果你孕前是一个长跑运动员，妊娠后依然可以跑步，只不过需要调整强度。

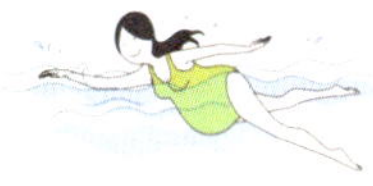
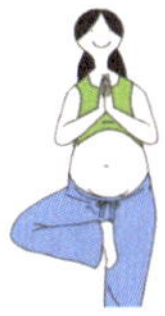

5.孕期运动强度和频次

☐ 中等强度有氧运动

- 有氧运动要规律运动身体大肌肉群(胳膊、大腿)，中等强度指心率加快，微微出汗，可以说话但不能唱歌。
- 中等强度包括快走和一般园艺(耙地、除草、挖地等)。

☐ 每周至少150分钟

- 每周5天，每天30分钟。循序渐进，可以从5分钟开始，1周后增加5分钟，最终达到每次30分钟。

6.孕期运动绝对禁忌证

- ☐ 血流动力学改变明显的心脏病及限制性肺病。
- ☐ 宫颈功能不全或环扎术。
- ☐ 有早产风险的多胎妊娠。
- ☐ 持续性孕中期或孕末期出血。
- ☐ 孕26周后的前置胎盘。
- ☐ 早产、胎膜早破。
- ☐ 子痫前期或妊娠高血压。
- ☐ 严重贫血。

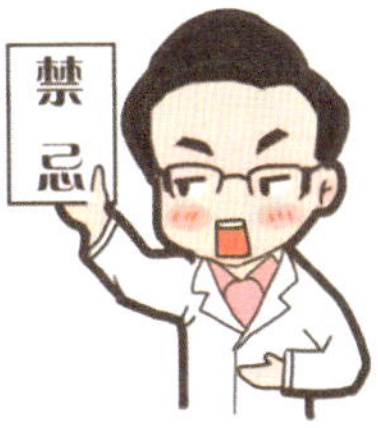

7.孕期运动中停止运动的信号

- □阴道出血
- □规律宫缩痛
- □胎膜早破
- □运动前呼吸困难
- □头晕、头痛、胸痛
- □肌肉力量弱难以维持平衡
- □小腿疼痛或水肿

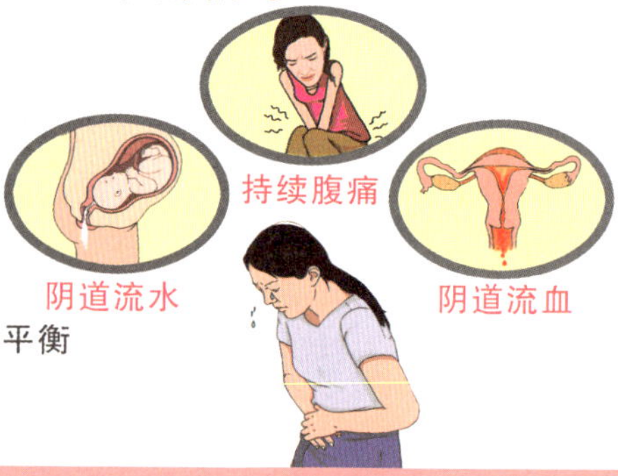

8.孕期运动注意事项

- □孕妇孕期无论采用哪种运动形式,应按热身运动 (5~10分钟)、正式运动(20分钟)及运动后放松(5~10分钟) 3 个阶段进行。
- □运动前、后及运动期间，孕妇都应摄入足够水分以维持体内水平衡，穿着宽松的棉质衣物和跑步鞋。
- □在阴凉通风的环境下运动，应避免高热、潮湿环境。
- □运动期间注意监测孕妇血压及心率，必要时行胎心监测以排除宫缩。

小结

01 孕妇获得合理营养才能为胎儿创造最适于生长的宫内环境，保障母婴健康。

02 没有复杂妊娠情况的妇女可以在孕前和整个孕期进行适宜适量的运动。

03 注意运动中如果出现危险信号，要停止运动，必要时及时就医。

课堂小测验

1

孕期营养的原则是什么?
A.多吃保健品
B.一人吃两人量，想吃就吃
C.饮食应多样化，营养要均衡

课堂小测验

2

孕前体重正常的孕妇，孕中期每周体重增加值约为多少克?
A.400
B.600
C.1 000

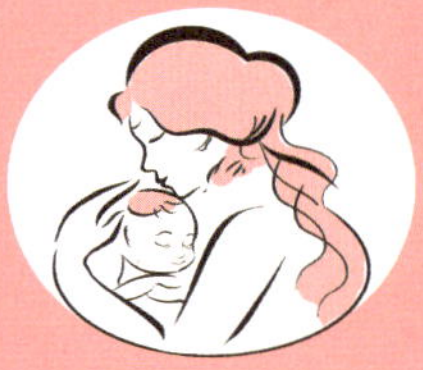

第五讲

安全分娩 喜迎新生

内容要点

一 分娩前准备

二 分娩先兆

三 自然分娩与剖宫产

四 胎宝宝漂流四部曲

恭喜您要当妈妈了！

十月怀胎一朝分娩，分娩是一个女人最期待、最幸福的时刻，也是每个女人最痛苦的过程，同时更是一个女人最自豪、最骄傲过程；选择合适的分娩方式，最大限度保障母婴安全！

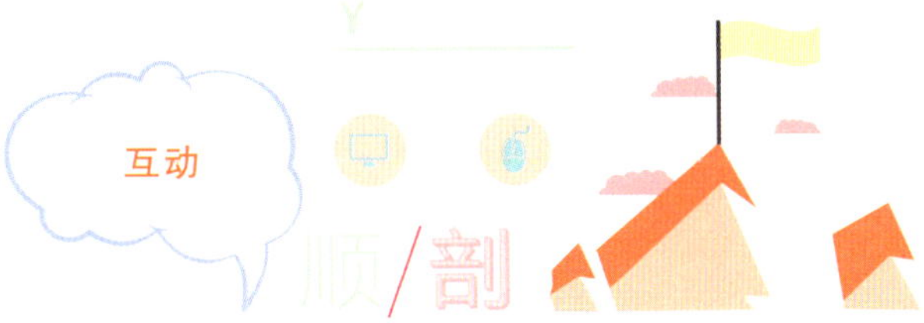

□ 健康素养第46条：科学就医，及时就诊，遵医嘱治疗，理性对待诊疗结果。

一、分娩前准备

□ 分娩前生理准备
□ 分娩前心理准备
□ 分娩前物品准备

1.分娩前生理准备

1 → 按时产检
2 → 及时发现异常
3 → 坚持健康生活方式

4 → 保证均衡营养

5 → 适当运动、控制体重

6 → 安全分娩

2.分娩前心理准备

1 参加孕妇学校

进行心理评估

2 学习减痛方法

3 学习分娩知识

3.分娩前物品准备

□ 妈妈物品准备：纯棉单帽1个、乳贴适量、抱奶服2套(纯棉)、棉袜2双、月子鞋1双、刀纸适量、卷纸适量、产褥垫适量、湿巾2包、抽纸2包。

□ 宝宝物品准备：婴儿尿不湿适量、方包被2个(厚薄根据季节调整)、婴儿棉上衣2件，如有特殊情况，生后需准备奶粉、奶瓶、婴儿小勺、电动吸奶器、乳头矫正器。

□ 相关证件：双方身份证、准生证、医保卡、银行卡、母子健康手册及所有检查单、化验单。

二、分娩先兆

- □ 不规律宫缩
- □ 胎儿下降感
- □ 见红

1.不规律宫缩

□ 分娩发动前，往往出现一些预示即将临产的症状，如不规律宫缩、胎儿下降感、阴道少量淡血性分泌物(俗称见红)，称为先兆临产。

□ 假临产：即不规律宫缩。

□ 特点：①宫缩频率不一致，持续时间短、间歇时间长且不一致；②宫缩强度未逐渐增强；③常于夜间出现而于清晨消失；④不伴有宫颈管缩短、宫口扩张等；⑤给予镇痛剂能将其抑制。

2.胎儿下降感

□ 胎先露部下降、入盆衔接使宫底下降。

□ 孕妇自觉上腹部较前舒适，但胎先露部下降。

□ 可压迫膀胱引起尿频。

3.见红

□分娩发动前24~48小时内，因宫颈内口附近胎膜与该处子宫壁分离，毛细血管破裂而少量出血，与宫颈内黏液混合呈淡血性黏液排出，是分娩即将开始比较可靠的征象。

阴道出血多 ≥ 月经量 = 异常　考虑前置胎盘、胎盘早剥

□紧急情况及时拨打120!

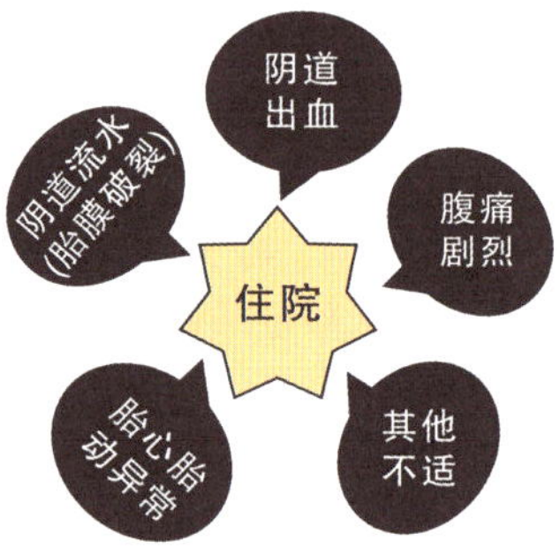

三、自然分娩与剖宫产

□ 自然分娩的适应证与禁忌证
□ 剖宫产的适应证与禁忌证
□ 自然分娩与剖宫产优缺点的对比

1.自然分娩的四大因素

产力	产道	胎儿	社会心理因素
产力不能小	产道不能窄	胎儿不能大	信心不能缺

自然分娩		剖宫产
分娩是人类繁衍过程中一个正常的生理过程，是人类的一种本能行为。产妇和婴儿都具有天赋的潜力主动参与。	VS	剖宫产是对于解决难产以及因母婴问题难以经阴道分娩时，为了保证母婴健康及安全的情况下实施的手术。

顺 VS 剖

□符合生理过程	□需有指征，解决难产
· 风险小 · 创伤少，近远期并发症少 · 感染概率小 · 方便母乳喂养 · 费用少，住院时间短 · 子宫完整 · 利于孩子神经行为发育、正常体型建立	· 延迟康复 · 并发症多 · 增加感染概率 · 影响母乳喂养 · 影响母亲护理孩子的能力 · 腹部瘢痕，宫腔粘连、栓塞性静脉炎等

四、胎宝宝漂流四部曲

- 宝宝来“敲门”
- 神奇的分娩“四步曲”

宝宝来“敲门”

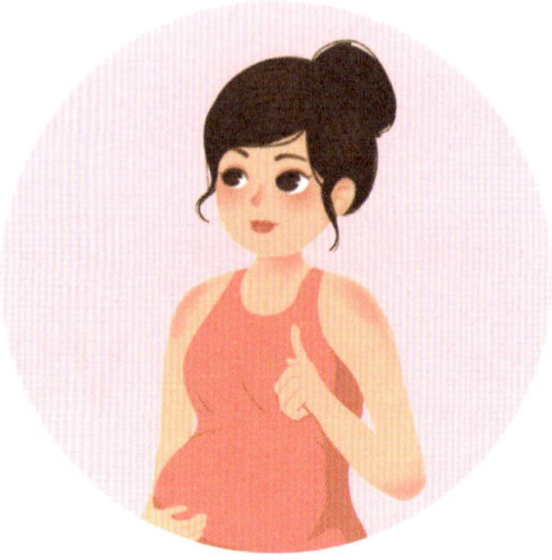

1.宝宝来“敲门”

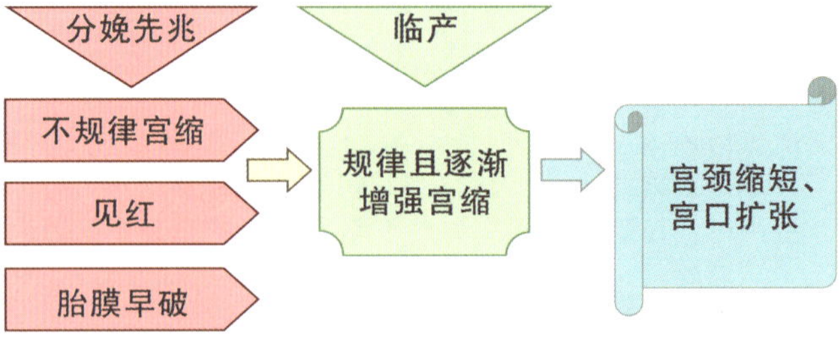

2.神奇的分娩“四步曲”—第一产程

- 从规律宫缩开始到宫口完全扩张，第一产程持续时间因人而异，一般来说初产妇需11~12小时，经产妇需6~8小时。
- 临产：规律且逐渐增强的子宫收缩，持续30秒或以上，间歇5~6分钟，同时伴有进行性宫颈管消失、宫口扩张和胎先露下降。

1 什么时候进产房呢？

2 宫口开大2~3厘米，该进产房啦！！！

进产房需要做哪些配合？

- 听胎心
- 做胎心监护
- 量血压

待产中的你如何应对？

□ 第一产程

- 保持精神平静和松弛
- 不限制饮食，适量摄入易消化食物
- 每2小时排尿1次，及时排空膀胱
- 不限制姿势，多变换体位
- 鼓励孕妇离床活动
- 鼓励家属陪伴

自由体位

□ 产程中孕妈妈可以选择感觉舒适的体位(如站、坐、跪、蹲等姿势)，符合生理、促进产程进展并能有效地缓解疼痛的体位。

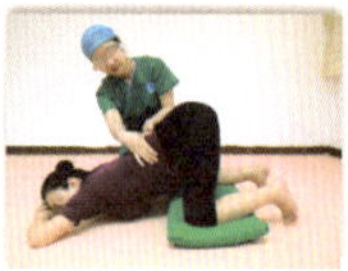
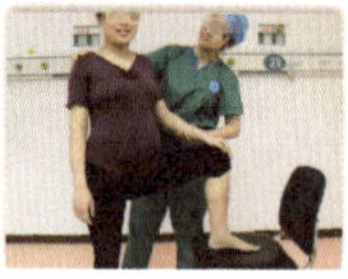
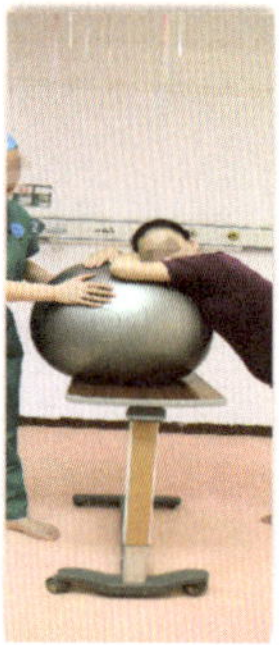
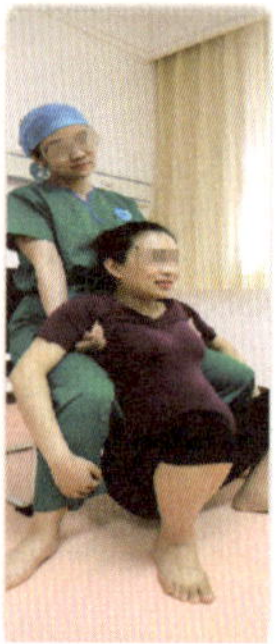

镇痛措施的选择

主观意愿/生理条件/主动配合

□ 非药物镇痛

导乐陪伴、家属陪产、自由体位、非药物镇痛仪、呼吸减痛分娩法、导乐仪等 (鼓励和提倡使用，对母婴没有任何影响，效果有限)。

□ 药物性分娩镇痛

3.神奇的分娩“四步曲”—第二产程

从子宫口开全后至胎儿娩出。初产妇最长不应超过3小时，经产妇不应超过2小时，实施硬膜外麻醉镇痛者，可在此基础上延长1小时。

姿势配合	合理用力	不大喊大叫
头高脚低仰卧于产床	双足蹬在产床上，双手紧握产床把手，宫缩时深吸气后屏气，如排便样向下用力，宫缩间歇期自由呼吸	浪费体力、胃肠胀气、影响宫口扩张，甚至引起胎心异常

拉玛泽呼吸法

指导呼吸、用力
解除恐惧焦虑
孕妈妈掌握主动权
→ 安全

自我镇静技术

方法：坐、躺皆可，眼睛注视一个焦点，身体完全放松，用鼻子深深地吸气，用嘴巴缓慢地吐气，每次呼吸速度平稳与阵痛同步，吸入与呼出量保持均匀。

小结

01	系统规范的孕产期保健，医护人员的帮助是基础。
02	孕产期良好的心态是关键。
03	丈夫及家人的支持不可少。
04	轻松安全自然分娩。

课堂小测验

1

分娩信号有哪些？
A.见红
B.破水
C.规律宫缩
D.腹部下坠感明显

课堂小测验

2

哪些应对方法可加速产程进展？
A.改变体位
B.音乐放松
C.运 动
D.准爸爸的陪伴

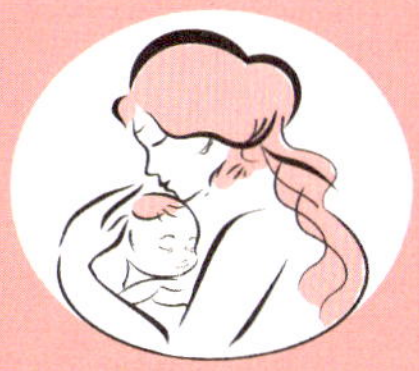

第六讲

母乳喂养 自然之爱

内容要点

一 母乳喂养的好处

二 促进母乳喂养成功的措施

三 母乳喂养的技巧

四 母乳喂养常见问题

研究显示，用母乳喂养的婴儿发展更为健康，不但能增强免疫力、提升智力，还能减少婴儿猝死症的发生率，减少儿童期肥胖、患过敏性疾病的概率等等。

- 母乳是婴儿天然的食品，能满足婴儿6个月生长发育需求。
- 世界卫生组织、联合国儿童基金会向全球母亲倡议：在生命的最初6个月，应对婴儿进行纯母乳喂养，以实现最佳生长、发育和健康。之后添加营养丰富的补充食物，继续母乳喂养至2岁或2岁以上。

一、母乳喂养的好处

- 母乳喂养的优点
- 母乳与配方奶的营养比较
- 妈妈给孩子的第一餐——初乳
- 预防感染
- 母乳喂养带来的心理益处
- 不母乳喂养的风险

1.母乳喂养的优点

母乳	母乳喂养
营养全面	有助于培养感情和促进发育
易于消化	有助于推迟再次妊娠的时间
高效利用	保护母亲健康
预防感染	
预防远期非传染性疾病	
比人工喂养更经济	

2.母乳与配方奶的营养比较

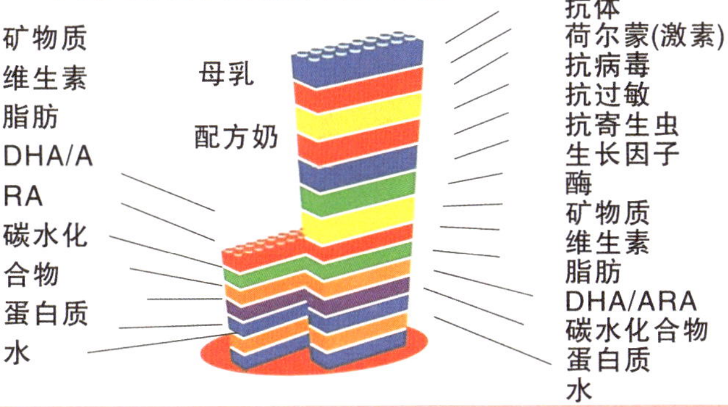

3.妈妈给孩子的第一餐——初乳

特性	重要性
□ 富含抗体	预防过敏和感染
□ 白细胞丰富	预防感染
□ 有通便作用(缓泻剂)	帮助胎便排出，有助于预防黄疸
□ 含有生长因子	有助于小肠发育成熟，预防过敏和不耐受
□ 富含维生素A	降低感染的严重程度

4.预防感染

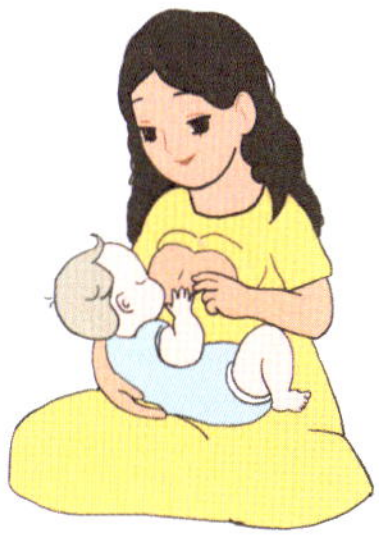

□如果母亲感染。

□母亲体内的白细胞产生抗体，以保护母亲。

□部分白细胞进入乳房并产生抗体。

□母亲因感染产生的抗体进入分泌的乳汁，从而保护婴儿。

5.母乳喂养带来的心理益处

□情感的亲密联结

- 有助于母婴建立亲密的情感联结
- 母亲更易得到情感上的满足
- 婴儿更少哭闹
- 婴儿情绪更稳定

□发育

- 孩子在智力测验上表现更好

6.不母乳喂养的风险

□干扰母婴建立亲密的情感联结
□婴儿更易发生腹泻与迁延性腹泻
□婴儿发生呼吸道感染更为频繁
□婴儿更易出现营养不良、维生素A缺乏症
□婴儿更易出现过敏和乳糖不耐受
□婴儿未来罹患某些慢性病的风险增加
□母亲患贫血、卵巢癌和乳腺癌的风险增加

二、促进母乳喂养成功的措施

□孕期乳房保健，树立母乳喂养意识
□了解泌乳的机制
□早接触、早吸吮、早开奶
□24小时母婴同室
□按需哺乳
□开奶前不给婴儿喂任何食物或饮料

1.孕期乳房保健，树立母乳喂养意识

成功母乳喂养的基础

孕早期	孕中期	孕晚期
□了解乳腺变化，做乳腺彩超检查。 □学会乳腺自检。	□避免过多刺激，佩戴合适胸罩。 □保持良好心态。	□注意乳房清洁，矫正乳头凹陷。 □37周后可适当刺激乳头。

2.了解泌乳的机制

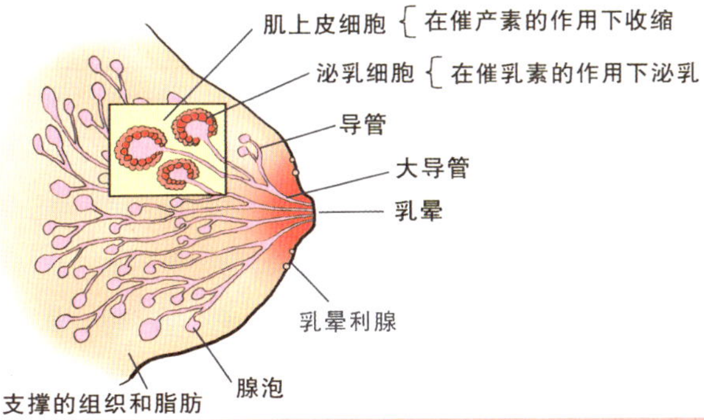

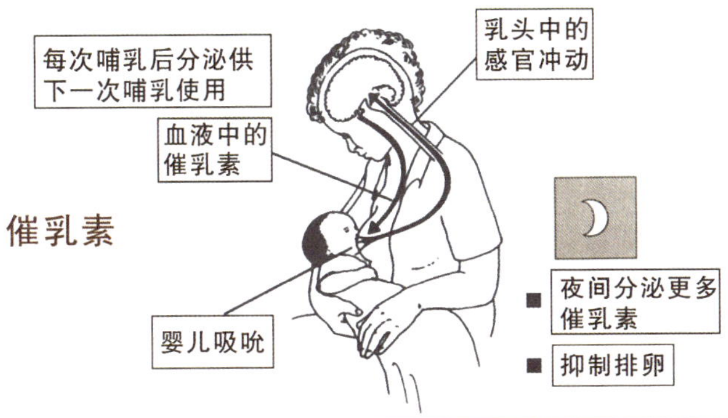

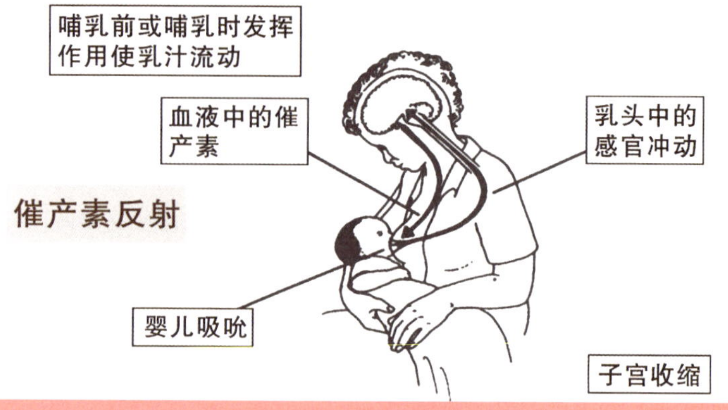

催产反射的促进和抑制

促进反射

- □ 满怀爱意地想着婴儿
- □ 听见婴儿的声音
- □ 看着婴儿
- □ 抚摸婴儿
- □ 有信心

抑制反射

- □ 忧愁
- □ 压力
- □ 疼痛
- □ 疑虑

3.早接触、早吸吮、早开奶

□ 早接触：

· 新生儿出生后60分钟以内开始与妈妈的身体接触，裸体接触，焕发宝宝自发觅乳的本能。

□ 早吸吮、早开奶：

· 出生后60分钟内让新生儿吸吮母亲的乳房。

· 刺激乳汁早分泌；延长母乳喂养的时间；帮助子宫收缩，减少母亲产后出血；少生病；增加肠蠕动，利于胎便排出，减轻新生儿黄疸；体验妈妈的感觉，增进母子感情。

□ 避免在泌乳建立前进行人工喂养或不必要的补充喂养。

24小时母婴同室

□母婴同室：妈妈和宝宝24小时在一起，每天治疗护理分离的时间不超过1小时。

- 母亲能够回应婴儿及喂食信号。
- 增强母亲母乳喂养的信心 。
- 婴儿增重更快。
- 母乳喂养持续时间更长。
- 有助于母婴建立亲密的情感联结和更快适应妈妈角色。

4.按需哺乳

当孩子饿了或母亲乳房胀了就应喂哺。喂奶的次数和间隔时间不受限制。要了解新生儿胃容量。

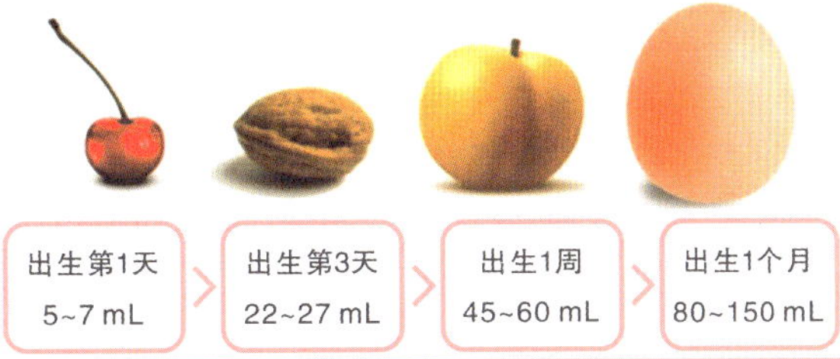

识别宝宝想吃奶信号和暗示

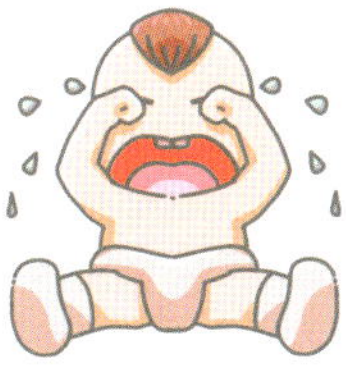

哭

是婴儿饥饿最晚的信号。

□张开嘴，转头寻找乳房，处于清醒和活跃状态，发出轻微的声音，做出“吃手”和“吸吮”的动作，吸吮手指。

5.开奶前不给婴儿喂任何食物或饮料

泌乳建立前喂养的风险

□ 替代初乳：
- 加大感染风险；存在不耐受或过敏风险。

□ 干扰吸吮：
- 婴儿因饱腹感而减少吸吮乳房。
- 乳房刺激减少。
- 奶瓶喂养干扰婴儿含接能力。
- 建立母乳喂养更困难。

什么是纯母乳喂养

纯母乳喂养是指母亲喂哺自己的婴儿，不添加任何食品和饮料，包括水。对于母亲挤出的奶，不能用奶瓶喂养，可用小杯子喂哺。

如何保证乳汁充足

- □ 树立信心，相信自己有足够的乳汁。
- □ 多接触、勤吸吮，按需哺乳，每天8~12次，注意夜间坚持喂母乳。
- □ 正常足月新生儿不要增加母乳以外的任何饮料、食物。
- □ 母亲注意休息、放松和均衡营养。
- □ 做好乳房护理。

如何判断乳汁是否充足

- □ 观察婴儿的体重增长速度。
- □ 观察婴儿排尿、排便的次数及颜色。
- □ 观察婴儿的满意程度。
- □ 注意母亲乳房的感觉。
- □ 观察婴儿的吸吮动作。

不让吃母乳的孩子使用奶瓶、奶嘴

- □ 防止“乳头错觉”
- □ 保证母乳喂养的顺利进行

三、母乳喂养的技巧

- □ 喂奶时抱婴儿的要点
- □ 喂奶的体位
- □ 喂奶时托起乳房的方法
- □ 婴儿正确的含接姿势

- □ 学习手工挤奶技巧
- □ 返回职场后如何维持奶量?
- □ 把握母乳喂养的3个关键时期

1.喂乳时抱婴儿的要点

□孩子的头和身体呈一直线。
□孩子的脸对着乳房，鼻子对着乳头。
□母亲抱着孩子贴近自己。
□母亲不仅要托着孩子的头和肩，还要托着孩子的臀部。

2.喂乳的体位

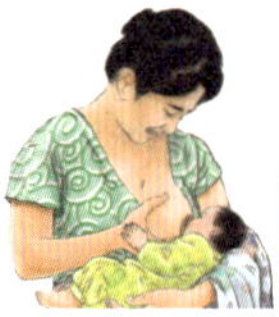
摇篮式

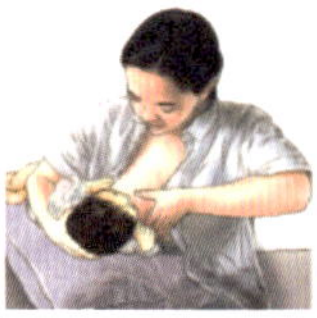
橄榄球式

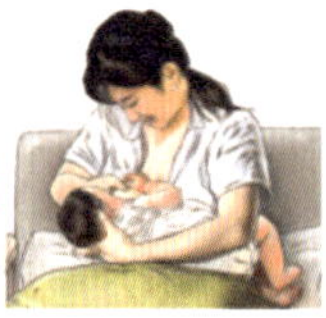
交叉式

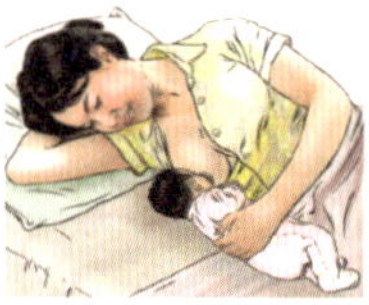
侧卧式

3.喂乳时托起乳房的方法

□食指支撑着乳房基底部，大拇指放在乳房的上方，呈C字形。托乳房的手不要在太靠近乳头处。

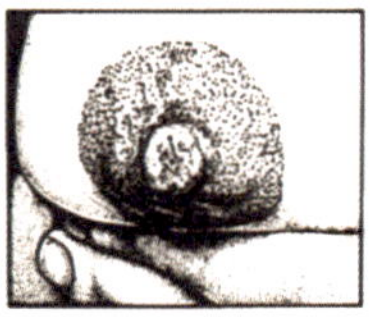
A.正确姿势
把手指靠在乳房下方的胸壁上，食指支撑在乳房基底部

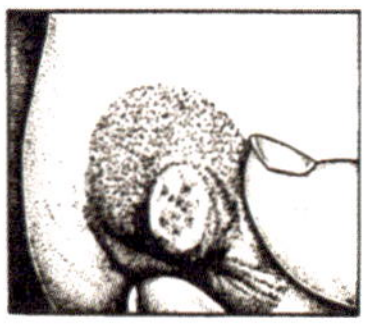
B.错误姿势
在靠近乳头处承托乳房

4.婴儿正确的含接姿势

- 嘴张得很大。
- 下颌向外翻。
- 舌头呈勺状环绕乳晕。
- 面颊鼓起呈圆形。
- 能看到或听到吞咽。
- 婴儿口腔上方有更多的乳晕。
- 慢而深的吸吮，有时突然暂停。

5.学习手工挤乳技巧

挤乳的适应证

- 乳房肿胀明显。
- 乳管堵塞或有硬结。
- 母婴分离。
- 早产儿无吸吮能力。

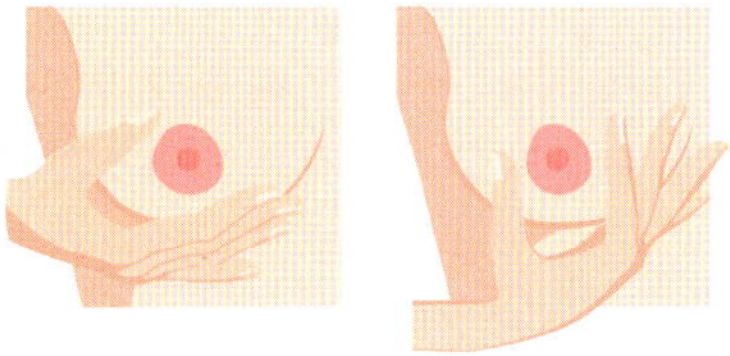

挤乳的方法

- 洗净双手，准备一广口容器。
- 让母亲选择一个舒适的姿势。
- 挤奶前帮助母亲建立射乳反射。
- 将容器靠近乳房。
- 用拇指及食指向胸壁方向轻轻下压。

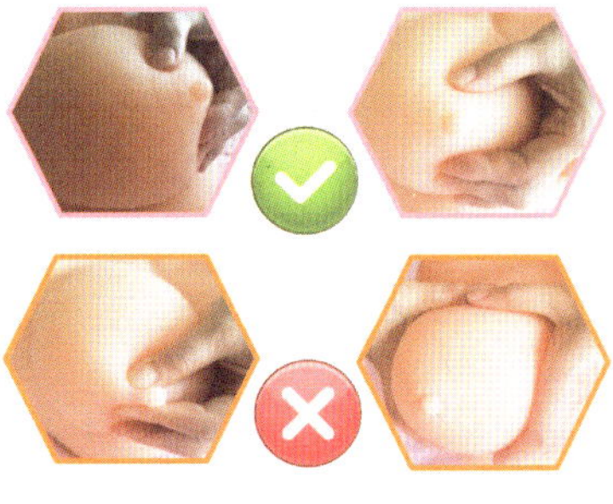

母乳的储存

储存位置	温度/℃	最佳储存时间
室内	16~29	4小时最佳
冰袋	15	24小时安全
冷藏室	4	48小时最佳
冷冻室	–18	3~6个月最佳

挤乳的注意事项

□挤奶时，注意室内温度，避免母亲受凉。
□挤奶时，按摩力量要适度，切忌用力过猛。
□选择大口容器存奶，每次尽量将乳汁挤干净。
□挤出的乳汁在冰箱内冷冻或冷藏保存。

6.返回职场后如何维持乳量

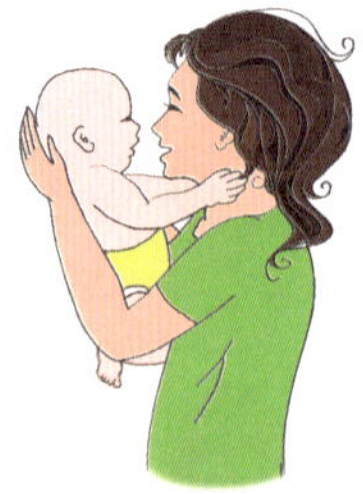

□增加亲喂及挤乳的次数。
□挤奶前热敷乳房。
□上班前、下班后直接哺乳。
□手挤奶。

7.把握母乳喂养的3个关键时期

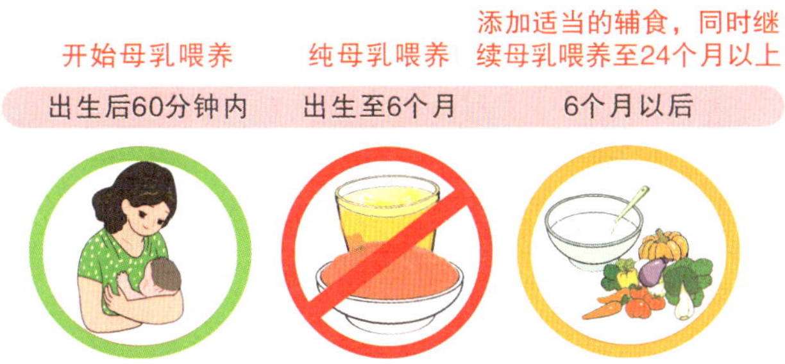

四、母乳喂养常见问题

- □ 乳房肿胀
- □ 乳头扁平或凹陷的母乳喂养
- □ 哺乳期乳腺炎
- □ 母亲用药时的母乳喂养

1.乳房肿胀

原 因	预 防
□ 乳汁很多	□ 尽早开始，经常移出乳汁
□ 分娩后母乳喂养延迟	□ 分娩后尽早开始母乳喂养
□ 含接不良	□ 确保正确含接
□ 未经常移出乳汁	□ 鼓励不限制次数喂奶
□ 限定喂奶时间	□ 鼓励不限制喂奶时间

未涨奶

肌肤接触+早吸吮+三明治式含接

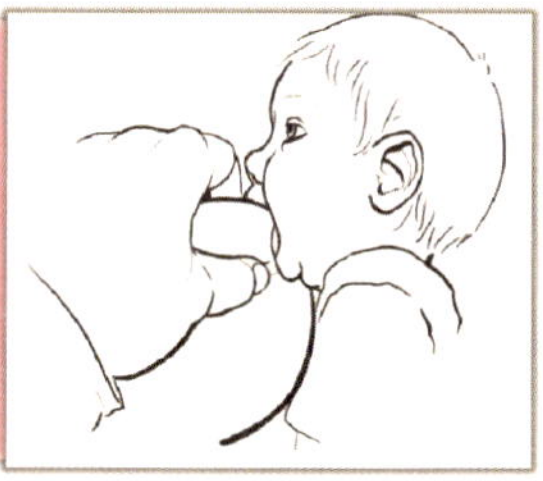

乳房肿胀的原因预防

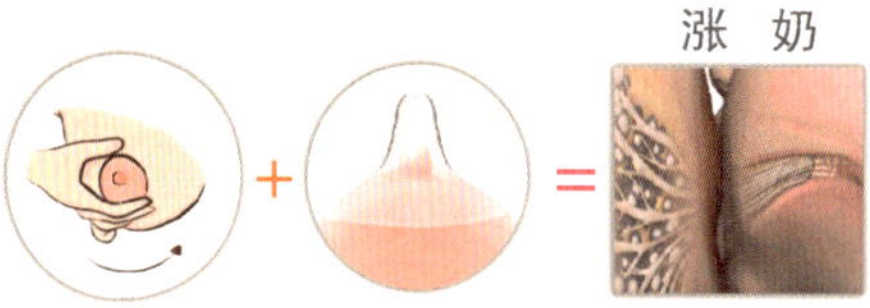

提示：长期使用乳盾会造成乳汁减少，因此不作为常规推荐，每次喂奶前均需尝试亲喂。

乳房肿胀与乳房充盈区别

乳房充盈	乳房肿胀
□ 皮温热	□ 疼痛
□ 乳房沉	□ 水肿
□ 硬	□ 绷紧，特别是乳头部分发亮可能发红
□ 乳汁流畅，溢奶	□ 乳汁不畅
□ 不发热	□ 可能发热24小时

乳房肿胀的处理

评估	处理
□如果婴儿能够吸吮	肌肤相贴地抱着婴儿，帮助其正确含接，让婴儿频繁吸吮，以刺激催产素的分泌
□如果婴儿不能吸吮	用手或吸奶器挤奶
□哺乳前刺激喷乳反射	热敷或热水淋浴、按摩颈部和背部、轻轻按摩乳房、刺激乳头皮肤、帮助母亲放松
□哺乳后减轻水肿	冷敷乳房

2.乳头扁平或凹陷的母乳喂养

评估	处理
□ 产前	· 没有帮助
□ 分娩后即刻	· 树立母亲的信心，让她相信乳房问题将会改善 · 解释清楚婴儿吸吮的是乳房而不是乳头 · 让婴儿在与母亲肌肤接触时探寻乳房 · 产后第一天帮助母亲使用正确的哺乳体位 · 尝试不同哺乳姿势，例如橄榄球式哺乳 · 帮助母亲刺激乳头塑形，更加突出 · 使用吸奶器或注射器
□ 必要时在前几周	· 挤出母乳，使用杯子喂养 · 将母乳挤入婴儿嘴里

3.哺乳期乳腺炎

征象	原因
□ 喂奶不够频繁或喂奶时间短	· 母亲非常忙 · 婴儿睡整夜 · 生活习惯发生变化 · 母亲压力大
□ 部分或全部乳房未有效移出乳汁	· 无效吸吮 · 衣服太紧有压力 · 哺乳时手指按压 · 乳房大，移出不畅
□ 乳房组织受损	· 乳房损伤
□ 细菌侵入	· 乳头破裂

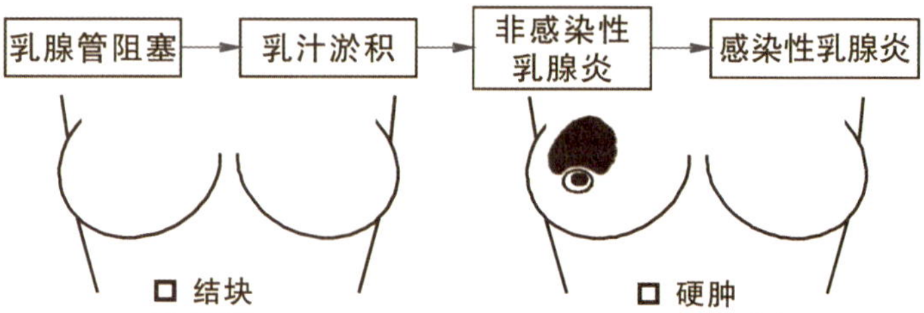

- 结块
- 压痛
- 局部发红
- 不发热
- 感觉良好

进一步发展为

- 硬肿
- 感觉疼痛
- 一片红
- 发热
- 感觉病了

哺乳期乳腺炎的预防

□ 衣着宽松、大小适当、有支持性的内衣及上衣
□ 有效含接，尝试多种喂奶姿势
□ 顺应哺乳，不打乱供需平衡
□ 充分的休息
□ 良好的卫生习惯
□ 不暴力催乳、揉搓

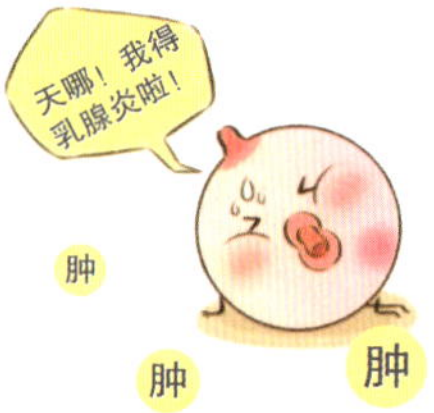

4.母亲用药时的母乳喂养

药物类型	母乳喂养
□某些抗癌药物 □放射性物质(暂时)	•停止母乳喂养
□精神药物 □抗惊厥药	•可继续母乳喂养 •可能引起副作用 •监控婴儿有无嗜睡
□氯霉素、四环素、甲硝唑、磺酰胺、三甲恶唑、氨苯砜	•如果可能,使用替代药物 •监测婴儿是否出现黄疸
□含雌激素的避孕药 □噻嗪类利尿剂	•使用仅含孕激素的避孕药替代药物 •可能会减少奶量
□最常用的药物	•在常用剂量范围内，母乳喂养是安全的

哺乳期用药的基本原则

- □医生指导下，有明确用药指征，用有效最小剂量，不能随意停药或加大剂量。
- □在不影响治疗效果的情况下，选用入乳汁少，对新生儿影响最小的药。
- □用药时间在哺乳刚结束后，间隔4小时以上哺乳，或根据药物的半衰期，调整哺乳间隔。
- □用药时间长或者剂量较大，可能造成不良影响时监测乳儿血药浓度。
- □乳母必须用药，又缺乏相关的安全证据时，建议暂停哺乳。
- □乳母用药也可以应用于新生儿时，一般是安全的。

母亲患感染性疾病的母乳喂养

感染类型	母乳喂养	备注
□乙型肝炎	非发病期能	HbeAg阳性也可母乳喂养,乳头皲裂、出血时暂停母乳喂养
□丙型肝炎	非发病期能	乳头皲裂、出血时暂停母乳喂养
□甲型或戊型肝炎	非发病期能	注意个人卫生
□艾滋病	人工喂养	母亲需抗病毒治疗
□流感	能	注意个人卫生，戴口罩，或挤出来喂
□肺结核	正规治疗14日后，痰结核菌阴性者，能	未经治疗活动性结核，痰结核菌阳性，乳汁需消毒后喂
□梅毒	正规治疗后，能	未规范治疗者，暂缓。乳汁消毒后可母乳喂养

小结

□妈妈是宝宝健康第一责任人，不但要有充足的乳汁，还要具备亲喂宝宝的技能。

喂养不是妈妈一个人的事情，需要与宝宝的磨合、

□全家人的理解、医护人员的持续帮助、全社会的共同守护。

课堂小测验

1

母乳喂养的好处?
A.对婴儿的好处
B.对母亲的好处
C.对家庭的好处
D.对社会的好处

课堂小测验

2

母乳喂养的三个关键时期?
A.出生后60分钟内
B.出生至4个月
C.出生至6个月
D.6个月以后

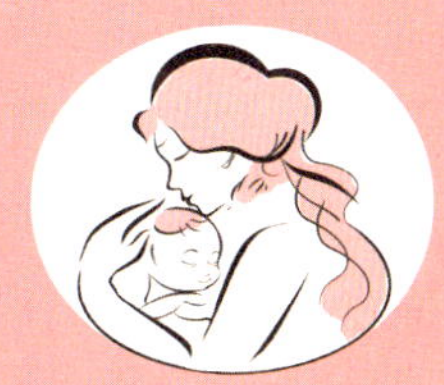

第七讲

产褥养护 家庭关爱

内容要点

一 产褥期生理变化

二 产褥期常见问题

三 科学“坐月子”

四 产后关注的问题

您即将荣升为母亲了！宝宝呱呱坠地，每一个新生的宝宝都寄托一个家庭的希望和责任。新生儿喂养、保健护理和疾病预防，早期发现异常和疾病……相信您已经做好当妈妈准备了！

□ 产褥期：从胎盘娩出至产妇全身各器官除乳腺外恢复至正常未孕状态所需的一段时期，通常为6周。“月子”是指胎儿娩出至满30天，二者不完全一致！

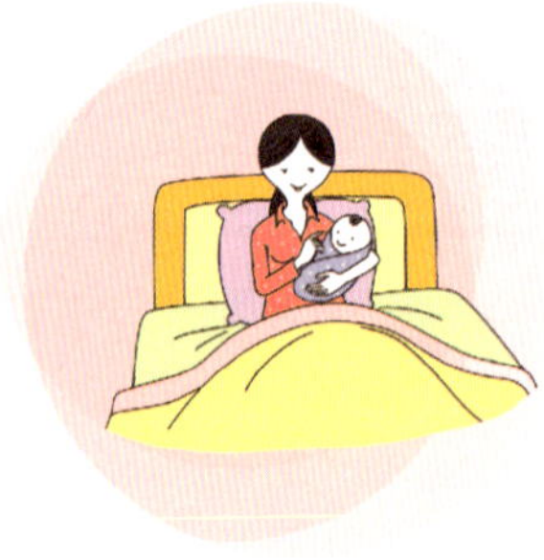

一、产褥期生理变化

- □ 子宫复旧
- □ 盆底肌变化
- □ 乳房变化
- □ 其他系统变化

产褥期妈妈的生理变化

01 生殖系统(最显著)
02 乳房
03 血液循环系统
04 皮肤
05 泌尿系统
06 消化系统
07 内分泌系统

1.子宫复旧

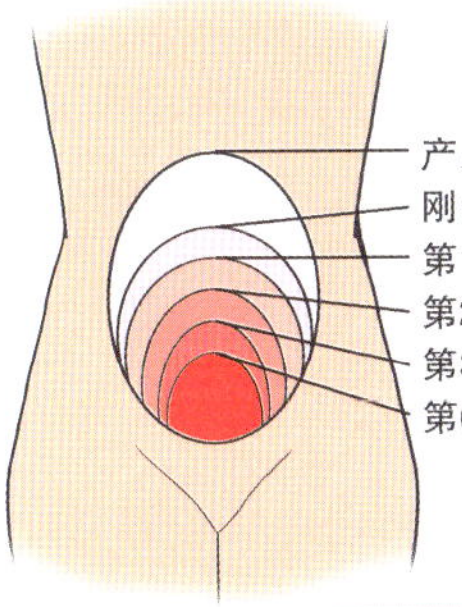

□ 子宫从分娩前的1 000克恢复到未孕时50克；子宫收缩变硬，逐渐变小；产后6周恢复至正常大小。

□ 产后子宫复旧时会引起下腹部阵发性剧痛；经产妇多见；哺乳时可刺激宫缩，腹痛加重，多不需要药物干预。恶露正常持续4~6周(血性恶露持续3天，浆液性恶露持续10天，白色恶露持续3周)；正常恶露有血腥味，无臭味。

2.盆底变化

□完整的盆底功能是在盆底肌、盆底结缔组织和盆腔器官的密切配合下完成的，是支持系统与括约系统在神经系统指挥下的协同统一。

□盆底的生理功能：维持盆腔脏器的正常解剖位置；参与控制排尿；参与控制排便、生殖和性功能。

□妊娠和分娩：是公认的导致盆底功能障碍的高危因素。

盆底

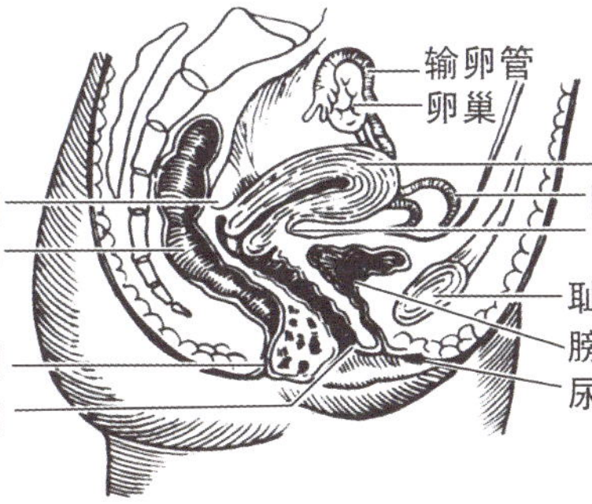

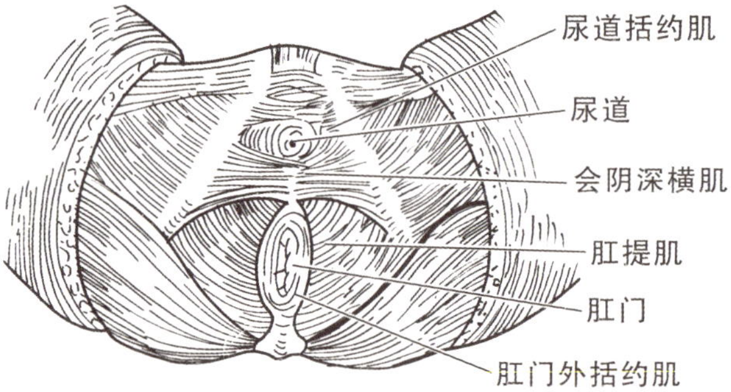

盆底肌改变

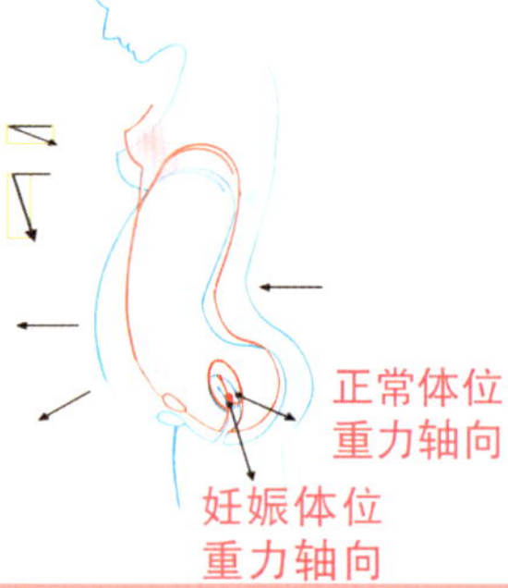

位置异常

□ 盆腔脏器的脱垂

· 子宫脱垂、阴道膨出、尿道脱垂、膀胱膨出、肛门脱垂、直肠膨出。

功能障碍

□ 失禁或排泄困难

· 尿失禁、粪失禁或便秘、性功能障碍、慢性盆腔疼痛、下肢冷痛肿胀。

3.乳房变化

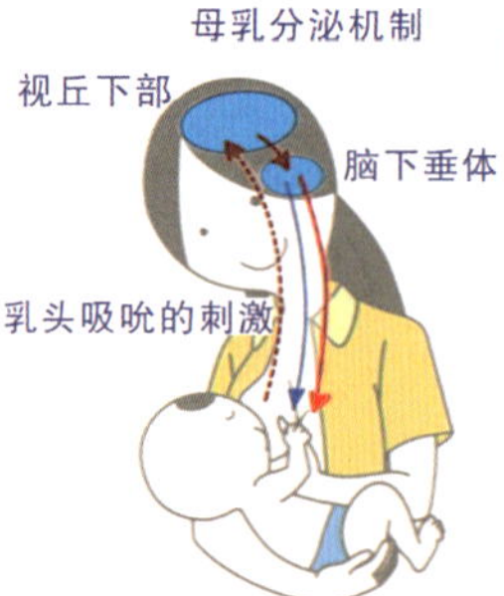

□ 分娩开始后有乳汁分泌。

□ 新生儿早接触、早吸吮、早开奶，有利于乳汁分泌。

□ 吸吮刺激以及不断排空乳房是乳汁不断分泌的关键。

□ 产后5天内乳汁为初乳；5~10天过渡乳；11天至9个月成熟乳；10个月以后晚乳，初乳量少、色黄、比重高，含有较多蛋白质(主要为免疫球蛋白)，初乳小体(巨噬细胞及其他免疫活性细胞)可增强新生儿抗病能力。

坚持母乳喂养——给孩子的第一份礼物

4.其他系统变化

皮肤、泌尿系统

- 产后多汗：正常的生理现象，并不是病态虚弱；产后1~2周恢复到未孕状态；需勤换衣物，避免受凉，不必特殊处理。
- 产后多尿：妊娠期体内增多的水分随尿液排出，产后1周内尿量增多，无须特殊处理；产后24小时易发生尿潴留，产后4~6小时及时排尿。

消化、内分泌系统

- 消化系统：产后1~2周胃肠动力恢复到未孕状态；易口渴(多进流食或半流食)；易便秘(高纤维素饮食)。
- 内分泌系统：哺乳(月经恢复延迟或哺乳期无月经来潮；产后4~6个月恢复排卵)；不哺乳(产后6~10周恢复月经；产后10周左右恢复排卵)；一般产后月经复潮前多有排卵，要注意避孕。

心理

- 产褥期是身体各器官、系统由孕期逐步恢复到孕前状态的阶段，也是心理转换时期。
- 分娩后2周内，产妇精神特别敏感，情绪不稳定，多思、多虑。
- 如果受到内外环境的不良刺激，容易出现各种身心障碍，重者可发生产后精神障碍。

二、产褥期常见问题

- □ 恶露异常
- □ 产后尿潴留
- □ 产后便秘
- □ 产后抑郁

1.恶露异常

- □ 注意观察恶露的量、色、气味的变化。
- □ 血性恶露增多、持续时间长、恶露发臭、颜色褐暗、污浊掉出膜样或肉样物。⇨ 异常恶露
- □ 发现异常恶露应及时就诊。
- □ 注意半卧位休息，利于恶露排出。

2.产后尿潴留

预防措施

- 鼓励产后2~6小时内尽早排尿。
- 多饮水，增加尿量。
- 要注意每次尿液是否排干净。

3.产后便秘

预防措施

- 应尽早下地活动或做产后健身操。
- 多饮水，多吃蔬菜、水果，少吃刺激性食物。
- 养成排便习惯，一旦便秘可用性质温和的缓泻剂，勿用强泻剂。

4.产后抑郁 精神关怀、鼓励、安慰

□ 产褥期的不适均可造成产妇情绪不稳定，尤其在产后3~10天，可表现为轻度抑郁。
□ 可断续出现，持续数日。
□ 大多可自然缓解。

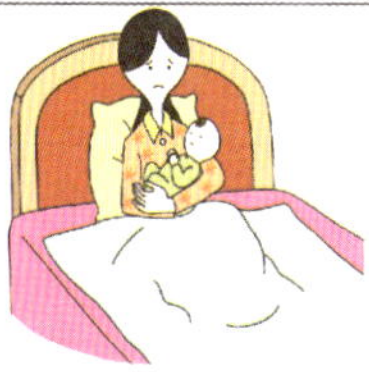

抑郁严重者，及时就医

三、科学“坐月子”

□ 产褥期保健
□ 休养环境
□ 个人卫生
□ 休息

□ 饮食
□ 活动
□ 心理
□ 家庭和社会关爱

1.产褥期保健

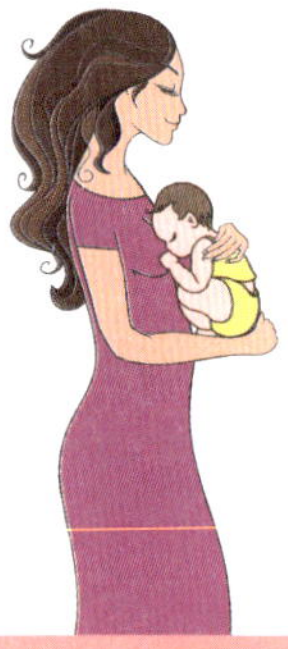

七个方面

1. 休养环境
2. 个人卫生
3. 休息
4. 饮食
5. 活动
6. 心理
7. 家庭和社会的关爱

2.休养环境

- 清洁、舒适、安静、方便、阳光充足。
- 适宜室温22～24 ℃，湿度50%~55%。
- 如果使用电风扇和空调，应避免吹到产妇。
- 要经常开窗换新鲜空气，注意勿让产妇直接吹风，预防产后中暑。

3.个人卫生

- 衣物选择：穿纯棉内衣裤、衣着宽松、质地吸汗、厚薄适中。
- 注意口腔卫生，做到早晚刷牙，进食后漱口。
- 注意保持会阴清洁、干爽。

勤刷牙、勤漱口、衣物用品等勤更换。

4.休息

01

要保证每天8～9小时的睡眠。

02

会阴有伤口者，多向伤口的对侧保持卧位或坐位。

03

休息时间与宝宝的作息时间保持一致。

04

卧床姿势宜经常变换，避免长时间仰卧，以防恶露排出不畅。

5.饮食

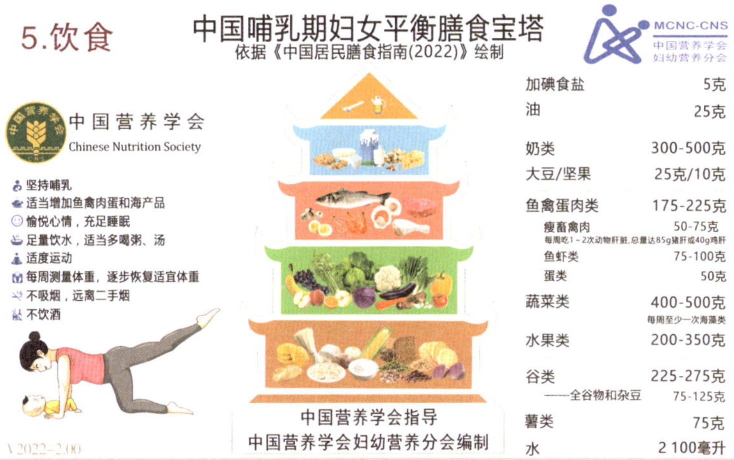

6.活动

□ 产后尽早活动，平产后6~12小时内即可起床轻微活动。

□ 活动以个人舒适为原则，应循序渐进，逐步增加，产后第一次下床活动时必须有人陪伴，以防动作太猛引起血压变化，导致摔伤。产后10天后即可做一些轻微家务，忌久站、久蹲、用力过猛，做产褥操。

尽早活动

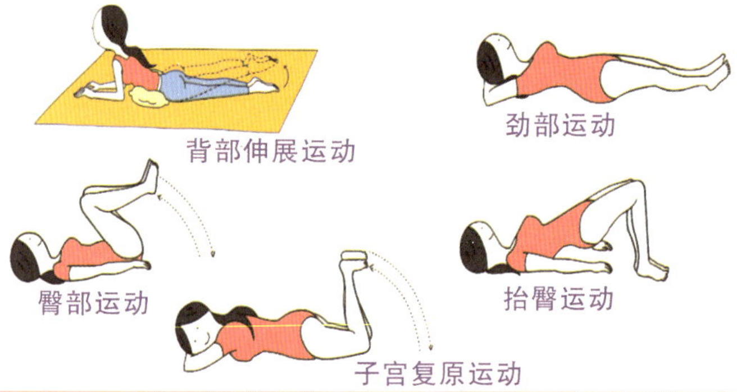

7.心理

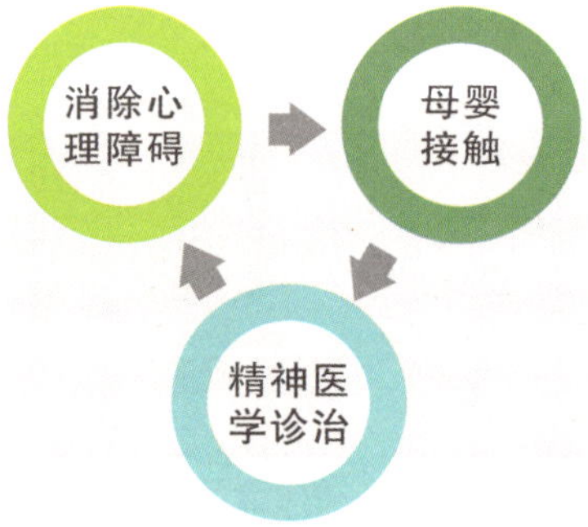

利用心理量表进行筛查，发现心理异常及时转诊

- 爱丁堡产后抑郁量表(EPDS)

  自评量表包括10项内容，每项内容分4级评分(A=0分、B=1分、C=2分、D=3分)，产后6周进行自评。

  1.我能看到事物有趣的一面，并笑得开心：

  A.同以前一样　B.没有以前那么多

  C.肯定比以前少　D.完全不能

  2.我欣然期待未来的一切：

  A.同以前一样　B.没有以前那么多

  C.肯定比以前少　D.完全不能

  3.当事情出错时，我会不必要地责备自己：

  A.没有这样　B.不经常这样

  C.有时会这样　D.大部分时候会这样

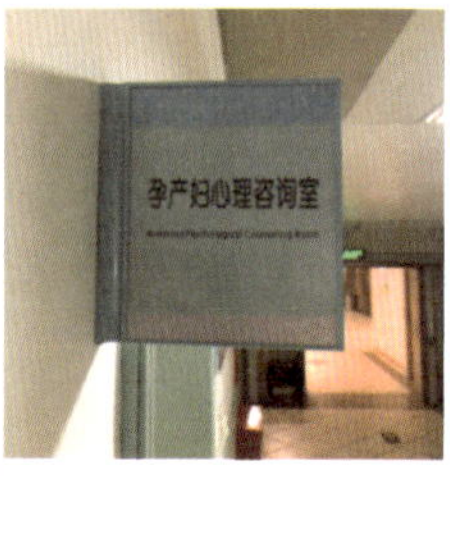

4. 我无缘无故感到焦虑和担心：
A.一点儿也没有　B.极少有
C.有时候这样　D.经常这样

5. 我无缘无故感到害怕和惊慌：
A.一点儿也没有　B.不经常这样
C.有时候这样　D.相当多时候这样

6. 很多事情冲我而来，使我感觉透不过气：
A.大多数时候我都不能应付
B.有时候我不能像平时那样应付得好
C.大部分时候我可以应付自如
D.一直都能应付得很好

7. 我很不开心，以致失眠：
A.一点儿也没有　B.不经常这样
C.有时候这样　D.大部分时间这样

8. 我感到难过和悲伤：
A.大部分时候这样　B. 经常这样
C.不经常这样　D. 没有这样

9. 我不开心到哭：
A.一点儿也没有　B.不经常这样
C.有时候这样　D.大部分时间这样

10. 我想过伤害自己：
A.经常这样　B.有时候这样
C.很少这样　D.从来没有

□ 评分结果：

≥9分者属于可疑产后抑郁。

12~13分者可能患有不同程度的抑郁性疾病。

≥13分者可诊断为产后抑郁症。

□ 建议：

评分不理想者应及时找医生寻求帮助。

无论总分多少，第10题只要得分就要立即找专业医生咨询。

8.家庭和社会关爱

- □ 丈夫参与
- □ 家庭支持
- □ 朋友支持
- □ 社区产后访视

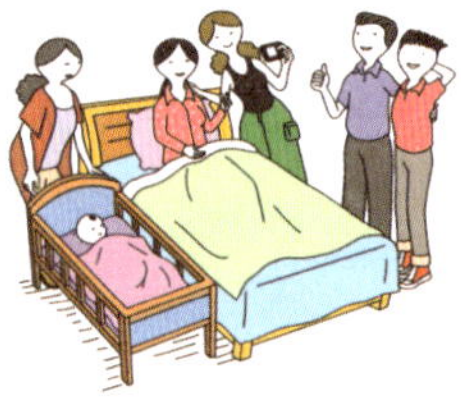

四、产后关注的问题

- □ 哺乳
- □ 产后恢复性生活及避孕
- □ 产后心理
- □ 产后康复

1.哺乳问题

- □乳头准备：妊娠7个月以后，每日用干净毛巾擦洗乳头。如有乳头内陷，应在医生指导下及早矫正。
- □早接触，早吸吮，早开奶，频繁吸吮。
- □保持产妇营养，愉悦心情，休息睡眠充足等。
- □不用肥皂洗乳头，哺乳结束后可挤一滴乳汁于乳头，可保护乳头不易皲裂。
- □哺乳时：将乳头及乳晕大部分放入婴儿口中。
- □结束前：用食指轻按婴儿下颌，让婴儿自然吐出乳头。

乳汁淤积

□如发现乳房有乳腺小结，应让婴儿多吸吮，促进乳汁排空。

□若有发热等不适，则应到医院就诊，是否出现乳腺管阻塞及乳腺炎。

乳腺管阻塞、乳腺炎

□及时到医院就诊。

□ 哺乳期用药注意事项

- 应有明确指征再用药。
- 应在医生指导下合理用药。
- 用药前仔细阅读说明书。
- 尽量减少乳汁中的药物含量——哺乳后立即服药，推迟至少4小时候后再哺乳。

2.产后恢复性生活及避孕相关问题

□ 产后6～8周内忌性生活

- 经产后42天复查，生殖系统已经恢复正常后开始性生活。
- 一旦恢复性生活，要做好充分的避孕措施！

产后避孕

□ 选择安全、高效的避孕措施，减少人工流产，关爱妇女生殖健康。

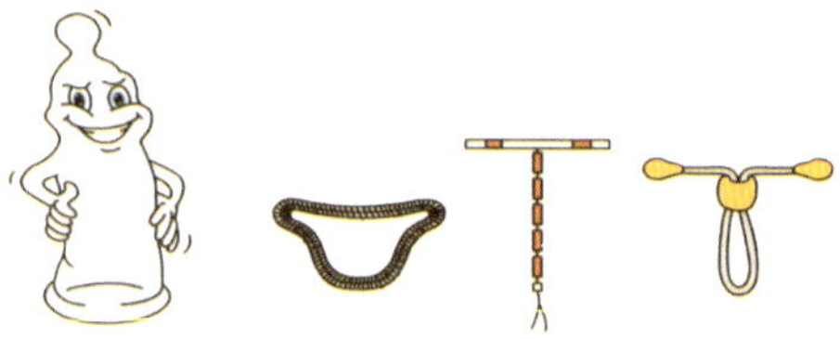

3.产后心理问题

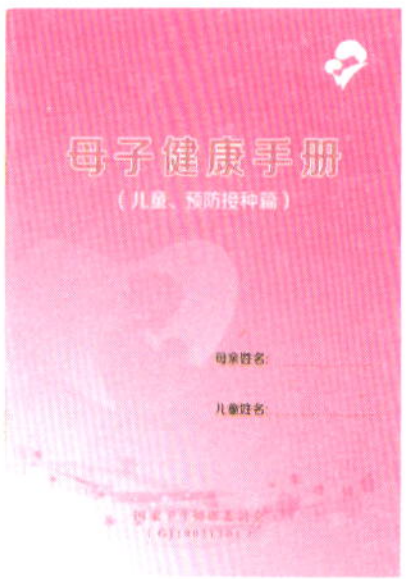

初访时间：出院后7天内

第二次访视：分娩后28~30天

产后访视

产后访视内容
了解一般情况（精神、睡眠、心理）
测血压、体温
检查（乳头有无破裂、泌乳是否通畅、切口等）
子宫恶露情况
指导母乳喂养 计划生育措施
指导产褥期保健

产后42天健康复查

□ 产后42天检查记得按时做哦！

□ 产后42天到分娩所在的医院进行母婴健康检查。

产后检查
子宫
乳房
骨盆
盆底肌+腰直肌
伤口情况
心理状态
产后避孕

产妇

- □ 了解产褥期基本情况，进行盆底肌的筛查，了解盆底功能。
- □ 测量体重、血压，进行盆腔检查，了解子宫复旧及伤口愈合情况。
- □ 对孕产期有合并症和并发症者，应当进行相关检查，提出诊疗意见。
- □ 提供喂养、营养、心理、卫生及避孕方法等指导。

婴儿

- □ 了解婴儿基本情况，测量体重和身长，进行全面体格检查，如发现出生缺陷，应当做好登记、报告与管理。
- □ 对有高危因素的婴儿，进行相应的检查和处理。了解新生儿先天性疾病的筛查检查，指导相应的治疗。
- □ 检查新生儿的脐带情况：脐带是否脱落，脐周是否有红肿及分泌物。
- □ 提供婴儿喂养和儿童早期发展及口腔保健等方面的指导。
- □ 了解预防接种情况。

“小事情”和“大问题”

传统“坐月子”——“小事情”

- □ 吃好、睡好、不干活、不出门；自然恢复即可。
- □ 产妇：产后便秘、尿失禁、尿潴留、腹壁松弛—脂肪堆积—肥胖、腰酸背痛、小腹部下坠、性交疼痛、产后抑郁等。
- □ 孩子：混合喂养，人工喂养，生长发育问题。
- □ 产后生活质量大大下降——“大问题”。

4.产后康复

产后康复是妇幼保健工作的重要内容之一。

是继孕产期保健之后的延续和完善。产后康复工作的开展，不仅是主动地促进妇女产后身体的康复，减少妇女产后疾患的发生率，提高妇女产后的健康水平和生活质量，对家庭和谐与幸福也起到非常重要的作用。

现代产后康复理论

把“被动康复”

变为“主动康复”

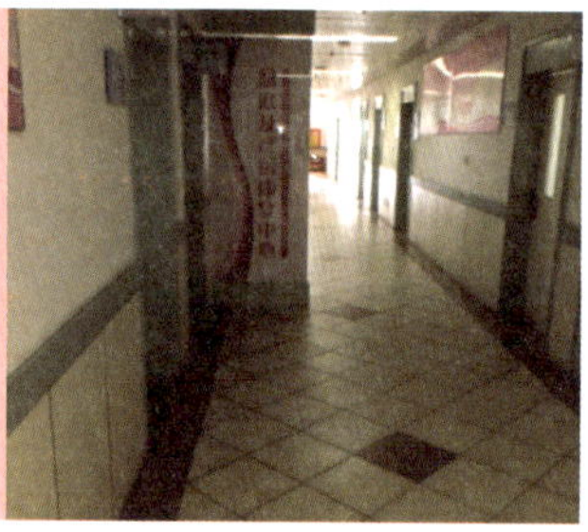

产后康复治疗解决的问题

1.子宫复旧。
2.内分泌调整。
3.催乳、乳腺管疏通。
4.塑形——腹部、臀部、大小腿形体恢复；骨盆矫正。
5.修复妊娠纹。
6.盆底肌、阴道壁弹性恢复、性和谐的调整。
7.乳房塑形。
8.人工流产后子宫、乳房的恢复。
9.产后疲劳恢复。

小结

- 产后6~8周是产褥期，是产妇恢复身体、开始承担并适应母亲角色的重要时期。
  在此期间，母体各系统的变化很大，特别是增大的子宫要收缩复原，乳房开始泌乳。
- 此期产妇要特别注意保健，以保障母婴身体健康。
- 祝愿每个新妈妈都能幸福、快乐地养育宝宝！

课堂小测验

1

坐月子期间可能出现的问题有哪些？(多选)
A.恶露不干净
B.便秘
C.尿潴留
D.生殖道感染
E.急性乳腺炎

课堂小测验

2

关于坐月子，以下哪种说法是对的？(单选)
A.坐月子的室温应该保持22~24℃，湿度50%~55%
B.坐月子就应该多休息，少活动
C.坐月子期间不能吃水果
D.母乳喂养让妈妈变胖，不能恢复体形
E.我和孩子看起来一切正常，没有必要让医生做产后访视

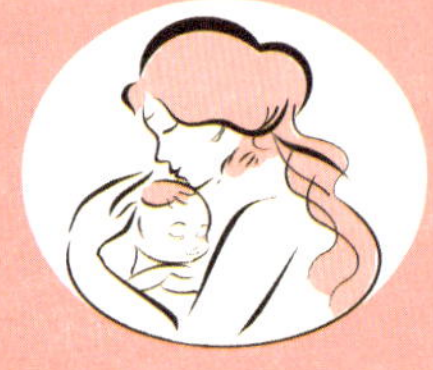

第八讲

科学养育 茁壮成长

内容要点

一 新手父母要掌握的基本知识
二 新生儿特点
三 新生儿喂养与照护
四 免疫接种与疾病筛查、管理

一、新手父母要掌握的基本知识

- □ 健康的定义
- □ 传染病的预防
- □ 喂养
- □ 营造清洁、舒适、安静、优美的环境
- □ 亲子依恋关系的建立
- □ 孕产妇是母婴健康的第一责任人

1.健康的定义

□ 健康是人类最宝贵的财富，是人类生存的正常状态。

□ 健康包括(世界卫生组织WHO) 躯体健康、心理健康、社会适应良好和道德健康。

影响健康的因素

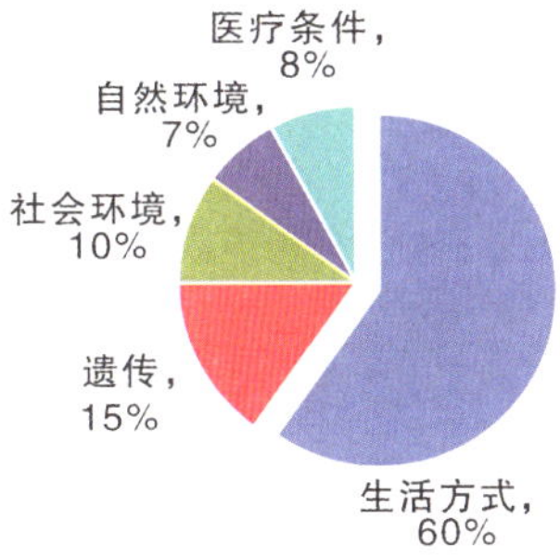

措施

□ 每个人都可以通过采取并坚持健康的生活方式获取健康，提高生活质量。

□ 预防为主，越早越好，选择健康的生活方式是最好的人生投资。

2.传染病的预防

□ 疫苗是指为了预防、控制传染病的发生、流行，用于人体预防接种的预防性生物制品。

□ 接种疫苗是预防传染病最有效、最经济的手段。

□ 已经消灭了天花，基本上消灭脊髓灰质炎，正在消除麻疹，控制了乙型病毒性肝炎，已经达到了5岁以内孩子乙肝病毒携带率降至0.32‰的目标。

3.喂养

- 母乳是妈妈给宝宝最好的礼物，所以纯母乳喂养要坚持到宝宝6个月。
- 宝宝6个月后应遵循食物转换的原则：从少到多。
- 从稀到稠，从细到粗，从一种到多种，逐渐过渡到固体食物。还要选择既易于婴儿消化吸收，又能满足其生长需要，同时又不易引发过敏的食物给宝宝添加辅食。

4.营造清洁、舒适、安静、优美的环境

- 每个人都有爱护环境卫生、保护环境不受污染的责任。
- 房间温度适宜，每天适时开窗通风，保持室内空气新鲜。
- 生活环境舒适，清洁，拒绝有吸烟者接触婴幼儿及孕产妇。

5.亲子依恋关系的建立

- 婴儿最初的情感依恋对象是妈妈，妈妈的呵护、哺喂和爱抚，产生最初的对外部世界的信任感和安全感，亲子依恋关系的建立，利于宝宝身心的成长。

6.孕产妇是母婴健康的第一责任人

□自觉参与配合医疗保健活动。
□提高自我风险防范能力。
□每个人都有维护自身和他人健康的责任，健康的生活方式能够维护和促进自身健康。
□健康生活方式主要包括合理膳食、适量运动、戒烟、限酒、心理平衡5个方面。

二、新生儿特点

□新生儿定义
□新生儿生理特点
□新生儿特殊生理状态

1.新生儿定义

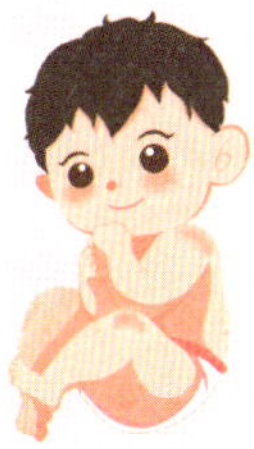

□新生儿定义：自胎儿娩出脐带结扎至出生后28天。

2.新生儿生理特点

足月儿

项目	特点
哭声	响亮
肌张力	良好
皮肤	红润、皮下脂肪丰满
耳壳	软骨发育好
指/趾甲	达到/超过指端
跖纹	整个足底遍及足纹
生殖器	男婴睾丸已降至阴囊，女婴大阴唇盖住小阴唇
乳腺	乳晕清楚、结节>4毫米
毛发	毳毛少、头发分条清楚

3.新生儿特殊生理状态

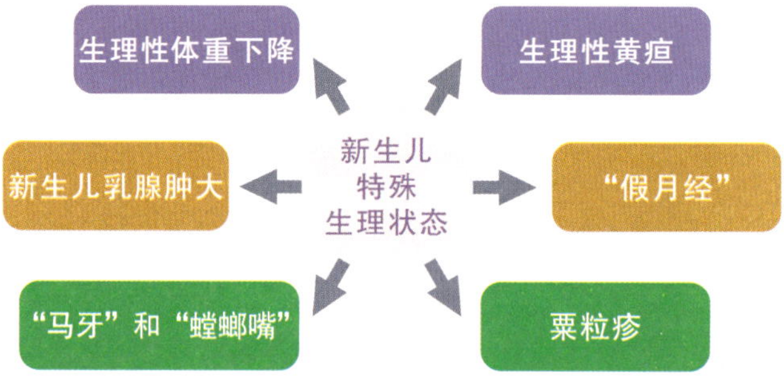

三、新生儿喂养与照护

- ☐ 新生儿喂养
- ☐ 新生儿照护

1.新生儿喂养

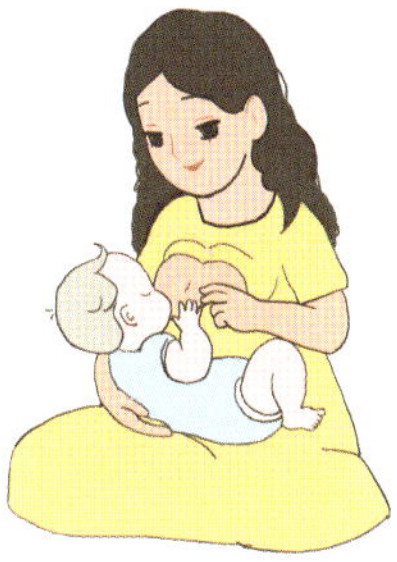

□首选母乳喂养

喂乳前的准备

- 洗净双手。
- 用温开水清洗乳房，轻拍乳房，刺激泌乳反射。
- 喝热水，促进血液循环，为开奶做准备。

哺乳时抱新生儿的四个要点

□新生儿的头和身体保持一条直线。
□身体贴近母亲。
□鼻尖对着乳头。
□张大口含接大部分乳晕。

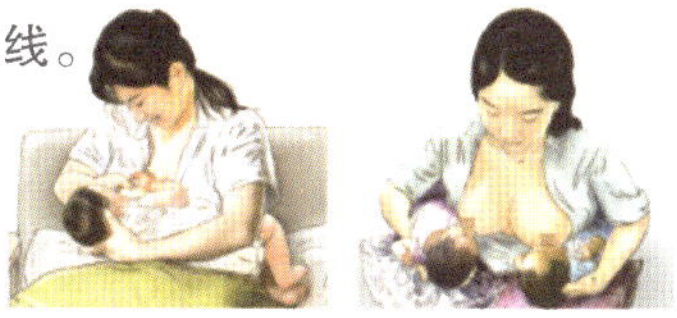

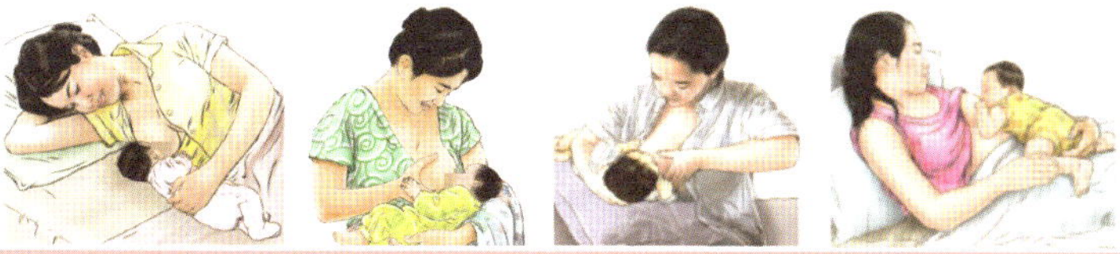

如何判断宝宝是否吃饱

妈妈们还要“听、看、量”

- 听：咽奶的声音。
- 看：大便的颜色。
- 量：体重有无增减。

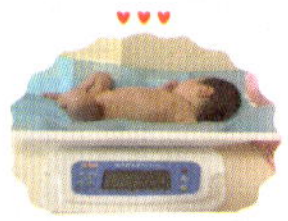

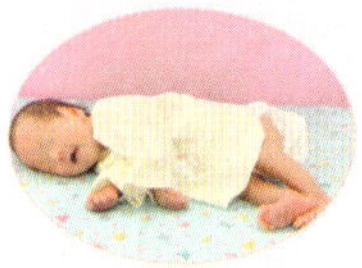

拍嗝

- 宝宝喂奶后需要拍嗝。
- 宝宝喂奶后大人手掌呈杯状，空心手掌由下向上，不能过度用力。
- 宝宝拍嗝的方式有竖抱式、坐怀式、俯卧式。

大便的颜色及性状

- 胎粪：出生2天内，新生儿排出的大便呈暗绿色或者黑褐色，俗称“胎便”。
- 3~4天后，大便会逐渐变成黄色，说明胎便已经排尽。

如何更换尿不湿

□ 解开尿片，露出臀部，以原尿布上端两角洁净处轻拭会阴部及臀部，并以此盖上污湿部分垫臀部下面。若有大便，用棉柔巾蘸取温开水擦净臀部，并涂抹适量护臀膏。用双手轻轻提起双腿，使臀部略抬高，另一只手取下污尿布，将清洁尿布垫于腰下，放下双腿，将腰带调至最佳位置粘贴(松紧两横指适宜)。注意调整两侧腿部防侧漏条。

2.新生儿照护

新生儿日常护理无小事，从喂养到日常的皮肤护理再到与孩子的情感交流，都需要我们用心去呵护，去观察，去感受，去了解，同时这也是爸爸妈妈成长的一个过程。

探视

□ 产妇身体非常虚弱，新生儿抵抗力低！避免接触及触摸，拒绝特殊时期探视！

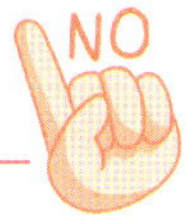

新生儿洗澡

- 物品准备：浴盆、柔软的小毛巾、大浴巾、婴儿专用沐浴液及润肤乳、舒适的衣物、尿不湿等；消毒棉签和75%的酒精。
- 注意保暖：室温维持在26~28 ℃之间;水温则以38~40 ℃为宜。
- 盆内的水温可用手腕或手肘试一下，或者使用温度计测量，确保水温。
- 注意事项：洗澡要在两顿喂奶之间。如果是喂奶后，至少要1小时以后，以免引起呕吐。洗澡时间控制在5~10分钟。

脐部护理

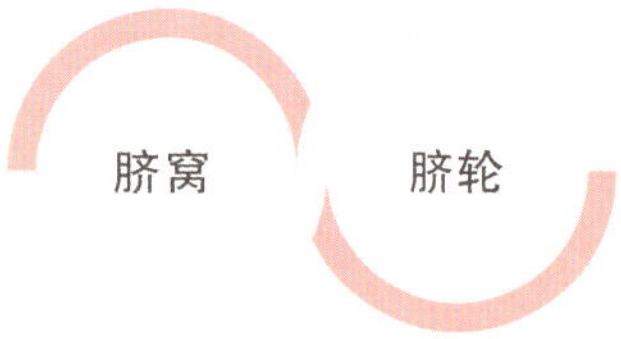

- 7~10天脐带自然脱落，提倡脐部暴露法，注意保持脐部干燥和清洁。如有分泌物时，每天用75%的酒精消毒宝宝脐带，至脐痂脱落，避免感染宝宝脐部。

脐部护理操作

- 棉签顺时针消毒一圈后要更换棉签，消毒至没有脏东西即可。

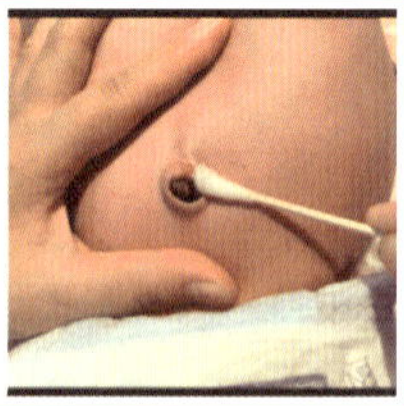

臀部护理

- 新生儿皮肤娇嫩，擦洗时要轻柔。
- 每次大便后用温水清洗臀部，避免摩擦，保持臀部皮肤清洁、干燥。
- 及时更换尿布(纸尿裤)，可选用吸水性强、柔软布质，避免使用不透气的塑料布或橡皮布，选用柔软的棉质衣物。

宝宝护理

- 充足的睡眠有助于促进新生儿生长和发育，新生儿一昼夜的睡眠时间一般为16~20个小时。

如何给宝宝营造睡眠环境?

- 入睡前禁止摇晃宝宝哄睡，屋内应使用暗光，减小声音，温湿度适宜。

亲子依恋的建立

孕期	自然分娩
自感到第一次胎动	胎宝宝经过产道的顺利通过，顺利蜕变的过程
母乳喂养	亲子行为
纯母乳喂养6个月，母乳喂养至2岁或2岁以上	亲子游戏及互动

□ 新生儿抚触：有助于宝宝各个系统的发育。
□ 注意事项：室温26~28℃，宝宝在喂奶前或后1小时，操作者禁忌佩戴首饰及手表，指甲平整。

四、免疫接种与疾病筛查

□ 新生儿免疫接种
□ 新生儿疾病筛查
□ 免费民生实事结果查询
□ 母子健康手册
□ 儿童健康管理

1.新生儿免疫接种

乙肝疫苗

□ 接种乙肝疫苗，预防乙型肝炎。
□ 接种时间：出生后第1天、满月、6个月时分别接种第1针、第2针、第3针。
□ 接种位置：右上臂。
□ 未接种者尽快补上。

卡介苗

- □ 接种卡介苗，预防结核病。
- □ 接种时间：出生后第2天。
- □ 接种位置：左上臂。
- □ 接种反应：可发红、红肿，有硬块、脓包，破溃，结痂，不需要处理。
- □ 未接种者2个月内尽快补种！

2.新生儿疾病筛查

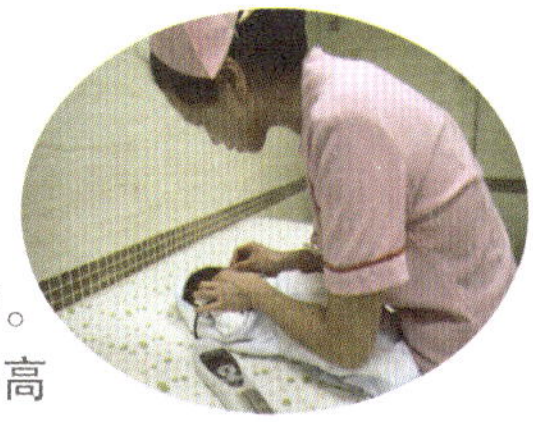

听力筛查

- □ 出生后2~5天内初筛。
- □ 未通过者42天内回产院复筛。
- □ 我国先天性听力障碍发病率高达3‰~6‰。
- □ 仅凭父母观察，50%的聋儿不能被早期发现！
- □ 新生儿听力筛查可以促进先天性听力障碍。
- □ 早期发现、早期诊断、早期干预。

□ 新生儿遗传代谢病筛查

先天性甲状腺功能低下和苯丙酮尿症

- · 出生72小时充足喂养后取足跟血
- · 早期治疗，避免智力受损

□ 新生儿耳聋基因筛查

通过先进的基因芯片检测致聋基因

3.免费民生实事结果查询

A
第一步：
关注“河南妇幼健康”
微信公众号

B
第二步：
点击“妇幼服务”，
进入查询界面

C
第三步：
输入提示信息进行
查询

4.母子健康手册

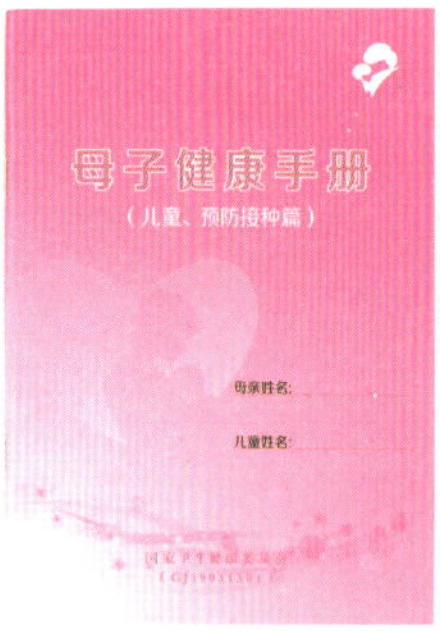

特别提醒：

□为了家庭的幸福、宝宝的健康未来，请新生儿出院后1周内及满月时，及时建立儿童保健手册，均各享受1次免费健康检查和咨询指导。

5.儿童健康管理

□宝宝呱呱坠地，承载了所有人的期待，更增添了所有人的乐趣。

□每一个新生的宝宝都寄托着一个新的希望，当你抱着他(她)软绵绵的身子，看着他(她)天真无邪的笑容时，你会觉得整个世界都敞亮了，之前的一切辛苦都是为了迎接他(她)的到来，为了新的希望，加油吧！

识别新生儿异常情况

□ 新生儿如出现体温异常、反应差、哭声弱、拒奶、呼吸急促、腹泻等异常情况，应及时就医。

儿童健康检查服务流程

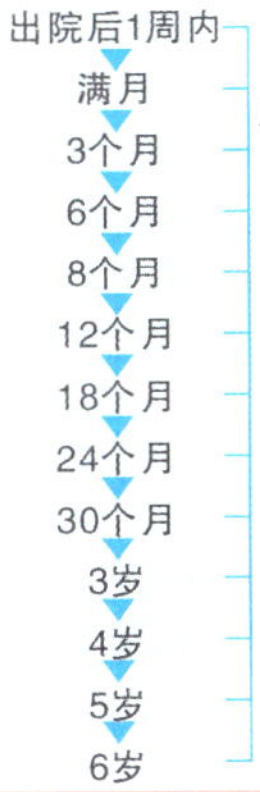

让孩子定期接受儿童保健服务，是孩子健康成长的重要保障。

社区卫生服务中心/乡镇卫生院将为您的孩子提供保障服务，满月后第1年至少4次，第2年、第3年每年至少2次，以后每年至少1次。

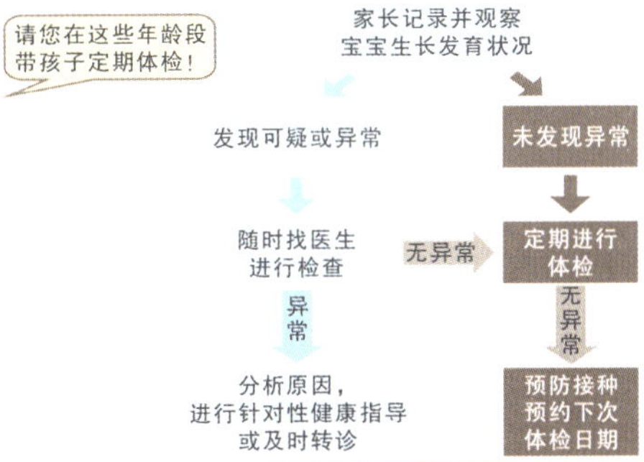

小结

□ 每个孩子都是一朵花

· 只是花期不同！

· 让我们默默耕耘，

静待花开！

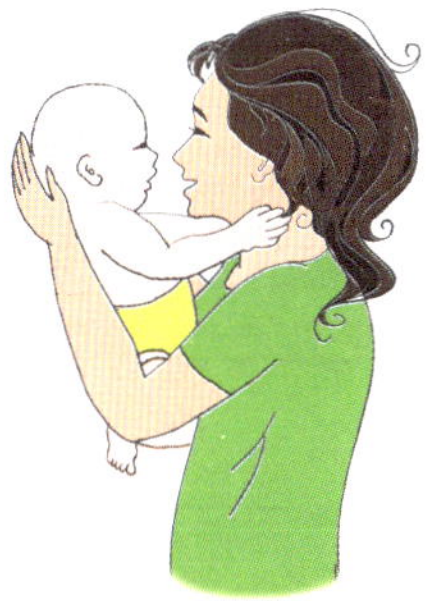

课后小测验

1 新生儿护理的哪种方法正确?

A.新生儿“牙床”上的白点要及时擦掉
B.消毒脐部时沿一个方向由里向外涂
C.脐带脱落前即使没有分泌物也要每天消毒脐部
D.给新生儿洗澡最好用浴液
E.新生儿期不要剪指(趾)甲，应戴手套以免抓伤

2 下列哪项不是新生儿特殊生理状态?

A.生理性黄疸
B.假月经
C.新生儿脓疱疹
D.新生儿乳腺肿大

3 新生儿洗澡应在宝宝喂奶后多长时间为宜?

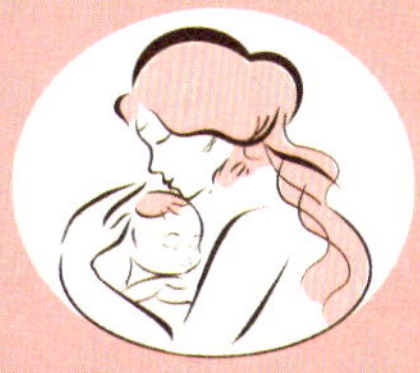

第九讲

掌握技能 健康生活

内容要点

一 转换角色

二 家庭健康生活方式的建立

三 掌握健康生活的技能

准爸爸、准妈妈要保持健康的生活方式，掌握健康的基本生活技能，为家庭树立起一道坚固的安全屏障。

一、转换角色

母亲角色的时代特征

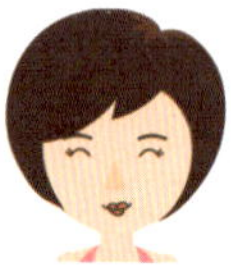

母亲 —— 家庭健康责任　　妻子 ⟹ 母亲

- 现代社会对于母亲的角色期望是，母亲应该是多方面高素质的，既要有较高的知识水平和教育能力，而且要了解现代社会的发展趋势，培养具有现代素质的孩子。
- 母亲素质：民族素质的基础。在家庭中，母亲思想道德素质和科学文化素质的高低，直接影响孩子的成长。
- 母亲教育：无可替代的家庭教育。

二、家庭健康生活方式的建立

健康生活方式

□健康生活方式，是指有益于健康的习惯化的行为方式。主要表现为生活有规律，没有不良嗜好，讲求个人卫生、环境卫生、饮食卫生，讲科学、不迷信，平时注意保健、生病及时就医，积极参加健康有益的文体活动和社会活动等。

□健康生活方式主要包括：

合理膳食	适量运动
戒烟、限酒	心理平衡

保持正常体重，避免超重与肥胖

□体重是否正常取决于进食量与活动量的平衡。食物提供人体能量，运动消耗能量。进食量大而运动量不足，多余的能量就会在体内以脂肪的形式储存下来，造成超重或肥胖；相反，若进食量不足，可引起体重过低或消瘦。

合理膳食、食品安全

□膳食应以谷类为主，多吃蔬菜、水果和薯类，注意荤素、粗细搭配。
□提倡每天食用奶类、豆类及其制品。
□膳食要清淡，要少油少盐，食用合格碘盐。
□讲究饮水卫生，每天适量饮水。
□生、熟食品要分开存放和加工，生吃蔬菜、水果要洗净，不吃变质、超过保质期的食品。

适量运动

□成年人每日应进行6~10千步当量的身体活动，动则有益，贵在坚持。

吸烟有害健康

□吸烟和二手烟暴露会导致癌症、心血管疾病、呼吸系统疾病等多种疾病，吸烟者的平均寿命比不吸烟者至少减少10年。

□“低焦油卷烟”“中草药卷烟”不能降低吸烟带来的危害，反而容易诱导吸烟，影响吸烟者戒烟。

□任何年龄戒烟均可获益，戒烟越早越好，戒烟门诊可提供专业戒烟服务。

少饮酒，不酗酒

□建议成年男性一天饮用酒的酒精量不超过25克，成年女性不超过15克。禁止孕妇、儿童、青少年饮酒。

预防药物依赖

□遵医嘱使用镇静催眠药和镇痛药等成瘾性药物，可以治疗和缓解病痛。不合理地长期、大量使用可导致药物依赖。

拒绝毒品

□毒品指鸦片、海洛因、甲基苯丙胺(冰毒)、吗啡、大麻、可卡因，以及国家规定管制的其他能够使人形成瘾癖的麻醉药品和精神药品。任何毒品都具有成瘾性。毒品成瘾是一种具有高复发性的慢性脑疾病，其特点是对毒品产生一种强烈的心理渴求和强迫性、冲动性、不顾后果的用药行为。

□吸毒非常容易成瘾，任何人使用毒品都可导致成瘾，不要有侥幸心理，永远不要尝试毒品。毒品严重危害健康，吸毒危害自己、危害家庭、危害社会、触犯法律。一旦成瘾，应进行戒毒治疗。

保持心理健康

□劳逸结合，每天保证7~8小时睡眠。重视和维护心理健康，遇到心理问题时应主动寻求帮助。

注意个人卫生、公共卫生

□勤洗手、常洗澡、早晚刷牙、饭后漱口，不共用毛巾和洗漱用品。

□根据天气变化和空气质量，适时开窗通风，保持室内空气流通。

□不在公共场所吸烟、吐痰，咳嗽、打喷嚏时遮掩口鼻。

□农村厕所使用卫生，管理好人、畜粪便。

科学就医、合理用药

□科学就医，及时就诊，遵医嘱治疗，理性对待诊疗结果。

□合理用药，能口服不肌内注射，能肌内注射不输液，在医生指导下使用抗生素。

防止意外伤害

□戴头盔、系安全带，不超速、不酒驾、不疲劳驾驶，减少道路交通伤害。

□加强看护，避免儿童接近危险水域，预防溺水。

□冬季取暖注意通风，谨防煤气中毒。

做好妇幼保健

□主动接受婚前和孕前保健，孕期应至少接受5次产前检查并住院分娩。

□孩子出生后应尽早开始母乳喂养，满6个月时合理添加辅食。

儿童、青少年健康成长

□通过亲子交流、玩耍，促进儿童早期发展，发现心理行为发育问题要尽早干预。

□青少年处于身心发展的关键时期，要培养健康的行为生活方式，预防近视、超重与肥胖，避免网络成瘾和过早性行为。

三、掌握健康生活的技能

关注健康信息，能够获取、理解、甄别、应用健康信息

- □日常生活中，要有意识地关注健康信息。遇到健康问题时，能够积极主动地利用现有资源获取相关信息。对于各种途径传播的健康信息能够判断其科学性和准确性，不轻信、不盲从，优先选择政府、卫生健康行政部门、卫生健康专业机构、官方媒体等正规途径获取健康信息。
- □对甄别后的信息能够正确理解，并自觉应用于日常生活，维护和促进自身及家人健康水平。

能看懂食品、药品、保健品的标签和说明书

- □营养成分表
- □处方药与非处方药
- □保健食品标签和说明书

会识别常见的危险标识，远离危险物

- □高压
- □易燃
- □易爆
- □剧毒
- □放射性
- □生物安全

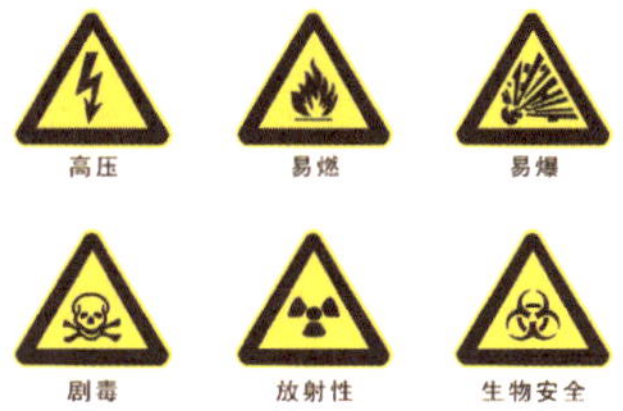

会测量脉搏和腋下体温

□脉搏测量方法：将食指、中指和无名指指腹平放于手腕桡动脉搏动处，计1分钟搏动次数。

□腋下体温测量方法：先将体温计度数甩到35 ℃以下，再将体温计水银端放在腋下最顶端后夹紧，10分钟后取出读数。

会正确使用安全套，减少感染艾滋病、性病的危险，防止意外妊娠

□要选择有效期内、无破损、大小合适的安全套，掌握安全套的正确使用方法，坚持每一次性生活全程正确使用，性生活后要检查安全套有无破裂或脱落，若有破裂或脱落，要立即采取紧急避孕措施。

□不要重复使用安全套，每次使用后应打结丢弃。

妥善存放和正确使用农药等有毒物品，谨防儿童接触

□农药可经口、鼻、皮肤等多种途径进入人体，使人中毒。

寻求紧急医疗救助时拨打120，寻求健康咨询服务时拨打12320

□需要紧急医疗救助时，拨打120急救电话求助。电话接通后，要准确报告患者所在的详细地址、主要病情，以便救护人员做好救治准备；同时，报告呼救者的姓名及电话号码。

□12320是政府设置的卫生热线，是卫生系统与社会、公众沟通的一条通道，是社会公众举报投诉公共卫生相关问题的一个平台，是向公众传播卫生政策信息和健康防病知识的一个窗口。在生活中遇到相关问题，公众可通过12320进行咨询或投诉。

发生创伤出血量较多时，应立即止血、包扎；对怀疑骨折的伤员不要轻易搬动

□积极参加急救培训，掌握创伤止血技能。

遇到呼吸、心搏骤停的伤病员，会进行心肺复苏

□心肺复苏(CPR)可以在第一时间恢复伤病员呼吸、心跳，挽救伤病员生命，主要用于抢救心肌梗死等危重急症以及触电、急性中毒、严重创伤等意外事件造成的呼吸、心搏骤停伤病员。

抢救触电者时，首先要切断电源，不要直接接触触电者

- 在施救触电者之前，首先做好自我防护。在确保自我安全的前提下，立即关闭电源，用不导电的物体如干燥的竹竿、木棍等将触电者与电源分开。千万不要直接接触触电者的身体，防止救助者发生触电。防止触电发生，学习安全用电知识。正确使用家用电器，不超负荷用电；不私自接拉电线；不用潮湿的手触摸开关和插头；远离高压线和变压器；雷雨天气时，不站在高处、不在树下避雨、不打手机、不做户外运动。

发生火灾时，用湿毛巾捂住口鼻、低姿逃生；拨打火警电话119

- 突遇火灾时，如果无力灭火，应当不顾及财产，迅速逃生。由于火灾会产生炙热的、有毒的烟雾，所以在逃生时，不要大喊大叫，应当用潮湿的毛巾或衣襟等物捂住口鼻，用尽可能低的姿势，有秩序地撤离现场。不要乘坐电梯、不要选择跳楼。
  家庭最好配备家用灭火器、应急逃生绳、简易防烟面具、手电筒等火灾逃生用品。进入商场、宾馆、酒楼、影院等公共场所时，应首先熟悉安全通道，以备发生火灾时迅速从安全通道逃生。
- 发现火灾，应立即拨打119火警电话报警。

发生地震时，选择正确避震方式，震后立即开展自救互救

- 地震时，身处平房或低层楼房，应迅速跑到室外空旷处。身处楼房高层，要迅速躲在坚固的家具旁、承重墙的内墙角或开间小的房间，远离门窗、外墙、阳台，不要跳楼，不要使用电梯。关闭电源、火源。室外要避开高大建筑物、玻璃幕墙、立交桥、高压电线等易发生次生灾害的地方。
- 如果地震被埋，要坚定生存信念；保存体力，不要大喊大叫；可用砖头、铁器等击打管道或墙壁发出求救信号。震后不要立即返回建筑物内，以防余震发生。
- 震后救护伤员时，要立即清理口鼻异物，保持呼吸道通畅；对出血部位及时止血、包扎；对骨折部位进行固定。

小结

□健康素养是指人们获取、理解、实践健康信息和服务，并利用这些信息和服务做出正确的判断和决定，促进自身健康的能力。
□健康素养主要包括基本的健康知识、健康行为、健康信念及与健康相关的技能4个维度。

课堂小测验

1

测腋下体温时，温度计要在腋下放置多长时间?
A.3分钟
B.5分钟
C.10分钟
D.15分钟

课堂小测验

2

全国统一的免费卫生热线电话号码是哪个?
A.120
B.12302
C.12320
D.12203

附录 公民健康素养与妇幼保健服务相关要求

附录一 中国公民健康素养基本知识与技能释义(2015年)

(一)基本知识和理念

1.健康不仅仅是没有疾病或虚弱,而是身体、心理和社会适应的完好状态。

世界卫生组织(WHO)提出的这个定义提示我们:健康不仅仅是无疾病、不虚弱,而是涉及身体、心理和社会适应三个方面的良好状态。

身体健康表现为体格健壮,人体各器官功能良好。

心理健康是指一种良好的心理状态,能够恰当地认识和评价自己和周围的人和事,有和谐的人际关系(包括家庭成员、朋友、同事等),情绪稳定,行为有目的性,不放纵,能够应对生活中的压力,能够正常学习、工作和生活,对家庭和社会有所贡献。

社会适应是指通过自我调节保持个人与环境、社会及在人际交往中的均衡与协调。

2.每个人都有维护自身和他人健康的责任,健康的生活方式能够维护和促进自身健康。

每个人都有获取自身健康的权利,也有不损害和(或)维护自身及他人健康的责任。

每个人都可以通过采取并坚持健康的生活方式获取健康,提高生活质量。预防为主,越早越好,选择健康的生活方式是最好的人生投资。

提高公民的健康水平,需要国家和社会全体成员共同努力,营造一个有利于健康的支持性环境。

3.环境与健康息息相关,保护环境,促进健康。

人类所患的许多疾病都与环境污染有很大的关系。无节制地消耗资源和污染环境是造成环境恶化的根源。每个人都有爱护环境卫生、保护环境不受污染的责任。

遵守保护环境的法律法规,遵守讲究卫生的社会公德,自觉养成节约资源、不污染环境的良好习惯,努力营造清洁、舒适、安静、优美的环境,保护和促进人类健康。

4.无偿献血,助人利己。

献血救人,是人类文明的表现。无偿献血利国、利人、利己、利家人。

适量献血是安全、无害的。健康的成年人,每次采集的血液量一般为200毫升,最多不得超过400毫升,两次采集间隔期不少于6个月。

《中华人民共和国献血法》规定,“国家提倡十八周岁至五十五周岁的健康公民自愿献血”,“对献血者,发给国务院卫生行政部门制作的无偿献血证书,有关单位可以给予适当补贴。”

血站是采集、提供临床用血的机构,一定要到国家批准的正规血站献血。

5. 每个人都应当关爱、帮助、不歧视病残人员。

艾滋病、乙肝等传染病病原携带者和病人，精神障碍患者、残疾人都应得到人们的理解、关爱和帮助，这不仅是预防、控制疾病流行的重要措施，也是人类文明的表现，更是经济、社会发展的需要。

在生活、工作、学习中，要接纳艾滋病、乙肝等传染病病原携带者和病人，不要让他们感受到任何歧视。要鼓励他们和疾病作斗争，积极参与疾病的防治工作。对精神障碍患者，要帮助他们回归家庭、社区和社会；病人的家庭成员要积极帮助他们接受治疗和康复训练，担负起照料和监护责任。对残疾人和康复后的精神障碍患者，单位和学校应该理解、关心和接纳他们，为他们提供适当的工作和学习条件。

6. 定期进行健康体检。

定期进行健康体检，了解身体健康状况，及早发现健康问题和疾病。对检查中发现的健康问题和疾病，应及时就医。有针对性地改变不良的行为习惯，减少健康危险因素。

7. 成年人的正常血压为收缩压≥90 毫米汞柱且<140 毫米汞柱，舒张压≥60 毫米汞柱且<90 毫米汞柱；腋下体温 36～37 ℃；平静呼吸 16～20 次/分；心率 60～100 次/分。

正常成年人血压收缩压大于等于 90 毫米汞柱，小于 140 毫米汞柱，舒张压大于等于 60 毫米汞柱，小于90 毫米汞柱。白天略高，晚上略低，冬季略高于夏季。运动、紧张等也会使血压暂时升高。脉压是收缩压与舒张压的差值，正常为 30～40 毫米汞柱。收缩压达到130～139 毫米汞柱或舒张压达到 85～89 毫米汞柱时，称血压正常高值，应当向医生咨询。

成年人正常腋下体温为 36～37 ℃，早晨略低，下午略高，1 天内波动不超过 1℃，运动或进食后体温会略微增高。体温高于正常范围称为发热，低于正常范围称为体温过低。

正常成年人安静状态下呼吸频次为 16～20 次/分，老年人略慢；呼吸频次超过 24 次/分为呼吸过速，见于发热、疼痛、贫血、甲亢及心衰等；呼吸频次低于 12 次/分为呼吸过缓。

成年人正常心率为 60～100 次/分，超过 100 次/分为心动过速，低于 60 次/分为心动过缓，心率的快慢受年龄、性别、运动和情绪等因素的影响。

8. 接种疫苗是预防一些传染病最有效、最经济的措施，儿童出生后应当按照免疫规划程序接种疫苗。

疫苗是指为了预防、控制传染病的发生、流行，用于人体预防接种的预防性生物制品。对于疫苗可预防疾病来说，相对于疾病所造成的致死、致残风险和经济、精神损失，接种疫苗所花费的钱是很少的。接种疫苗是预防传染病最有效、最经济的手段。

疫苗分为两类。第一类疫苗，是指政府免费向公民提供，公民应当依照政府的规定受种的疫苗；第二类疫苗，是指由公民自费并且自愿受种的其他疫苗。

我国实施国家免疫规划，为适龄儿童免费提供乙肝疫苗、卡介苗、脊髓灰质炎疫苗、百日咳白喉破伤风联合疫苗、麻疹风疹联合疫苗、麻疹风疹腮腺炎联合疫苗、A 群流脑疫苗、A+C 群流脑疫苗、乙脑疫苗、甲肝疫苗、白喉破伤风联合疫苗，预防 12 种传染、感染性疾病。

公民可自愿自费选择接种第二类疫苗，包括流感疫苗、肺炎疫苗、b 型流感嗜血杆菌疫苗（Hib）、水痘疫苗、轮状疫苗、狂犬病疫苗等。

我国对儿童实行预防接种证制度。儿童出生 1 个月内应办理预防接种证，每次接种疫苗时应携带预防接种证，儿童在入托、入学时需要查验预防接种证。预防接种是儿童的基本权利，儿童监护人应按照免疫程序按时带孩子接种疫苗，因故错过接种的要尽快补种。

9. 在流感流行季节前接种流感疫苗可减少患流感的机会或减轻患流感后的症状。

流行性感冒（流感）不同于普通感冒，是一种严重的呼吸道传染病。流感病毒致病性强，传播迅速，每年可引起季节性流行,严重危害公众健康。儿童、老年人、体弱者的免疫力低、抵抗力弱,是流感病毒感染的高危人群。

在流感流行季节前接种和流感病毒匹配的流感疫苗可预防流感,减少患流感的机会或减轻患流感后的症状。儿童、老人、体弱者等容易感染流感的人群,应当在医生的指导下接种流感疫苗。由于流感病毒常常发生变异,流感疫苗需每年接种方能获得有效保护。

10. 艾滋病、乙肝和丙肝通过血液、性接触和母婴三种途径传播,日常生活和工作接触不会传播。

艾滋病、乙肝和丙肝病毒主要通过血液、性接触和母婴途径传播。血液传播是指含有病毒的血液经破损的皮肤、粘膜暴露而传播,或含有病毒的血液通过输血或者血液制品而传播。与感染者共用针头和针具、输入被感染者的血液或血成分、移植感染者的组织或器官可造成传播;与感染者共用剃须刀和牙刷、纹身和针刺也可能引起传播。性接触传播是指(异性或同性)无防护性行为引起的传播,不使用安全套的性行为会因生殖体液的接触而传播。母婴传播是指感染病毒的母亲经胎盘或分娩将病毒传给胎儿,也可以通过哺乳传给婴儿。

艾滋病、乙肝和丙肝病毒都不会借助空气、水或食物传播。在日常工作和生活中,与艾滋病、乙肝和丙肝患者或感染者的一般接触不会被感染。艾滋病、乙肝和丙肝不会经马桶圈、电话机、餐饮具、卧具、游泳池或公共浴池等公共设施传播,不会通过一般社交上的接吻、拥抱传播,也不会通过咳嗽、蚊虫叮咬等方式传播。

11. 肺结核主要通过病人咳嗽、打喷嚏、大声说话等产生的飞沫传播;出现咳嗽、咳痰 2 周以上,或痰中带血,应及时检查是否得了肺结核。

肺结核是由结核分枝杆菌(结核菌)引起的呼吸道传染病。痰涂片阳性的肺结核病人是主要的传染源,具有传染性的患者通过咳嗽、打喷嚏、大声说话产生的飞沫核(微小颗粒)传播结核菌。健康人吸入带有结核菌的飞沫有可能产生结核感染,感染结核菌的人如果抵抗力低或感染菌量大、毒力强就可能得结核病。

一般连续 2 周以上咳嗽、咳痰,或痰中带血通常是肺结核的主要症状;如果对症治疗 2 周无效,或同时痰中带有血丝,就有可能是得了肺结核。怀疑得了肺结核要及时到结核病定点医院或结核病防治机构就诊。早期诊断和及时治疗可以提高治愈率,减少传染他人的可能性。

12. 坚持规范治疗,大部分肺结核病人能够治愈,并能有效预防耐药结核病。

我国对肺结核病人实行免费检查和免费抗结核药物治疗。肺结核病人应到所在地结核病定点医院或者结核病防治机构接受规范检查和治疗。

对一般肺结核病人采取为期 6 ~ 8 个月直接督导下的短程化疗,是当前治疗结核病的最主要方法。规范治疗 2 ~ 3 周后,肺结核病人的传染性就会大大降低。得了肺结核病并不可怕,只要坚持规范治疗,大多数结核病人是可以治愈的。按照医生的要求,坚持全程、按时、按量服药是治愈的最重要条件,否则可能会转化为难治的耐药结核病,耐多药或广泛耐药结核病的治疗疗程通常需要 24 ~ 36 个月,而且治愈率较低。

传染期肺结核病人应尽量避免去公共场所,必须外出时应佩戴口罩。在咳嗽、打喷嚏时要用纸巾或手绢掩住口鼻,减少结核菌的传播。

13. 在血吸虫病流行区,应尽量避免接触疫水;接触疫水后,应当及时进行检查或接受预防性治疗。

血吸虫病是严重危害人体健康的寄生虫病,人和家畜接触了含有血吸虫尾蚴的水体(简称"疫水"),就会感染血吸虫病。血吸虫感染集中发生在每年的 4 ~ 10 月。

预防血吸虫病,不要接触有钉螺(血吸虫病传播的中间宿主)孳生地的湖、河、塘及水渠的水体,不要在可能含有血吸虫尾蚴的水中游泳、戏水、打草、捕鱼、捞虾、洗衣、洗菜或进行其他活动。因生产、生活和防汛需要接触疫水时，要采取涂抹防护油膏，穿戴防护用品等措施。接触疫水后，要及时到当地医院或血吸虫病防治机构进行检查或接受预防性治疗。

14. 家养犬、猫应当接种兽用狂犬病疫苗；人被犬、猫抓伤、咬伤后，应当立即冲洗伤口，并尽快注射抗狂犬病免疫球蛋白(或血清)和人用狂犬病疫苗。

狂犬病是由狂犬病病毒引起的急性传染病，主要由携带狂犬病病毒的犬、猫等动物咬伤或抓伤所致，一旦发病，病死率达100%。

狂犬病暴露分为三级：接触、喂养动物或者完好的皮肤被犬、猫舔舐，为Ⅰ级暴露；裸露的皮肤被犬、猫轻咬，或被犬、猫轻微抓伤，

但皮肤无破损，为Ⅱ级暴露；皮肤被犬、猫抓伤、咬伤，或破损伤口被犬、猫舔舐，为Ⅲ级暴露。Ⅰ级暴露者，无需进行处置；Ⅱ级暴露者，应当立即处理伤口并接种人用狂犬病疫苗；Ⅲ级暴露者，应当立即处理伤口并注射狂犬病免疫球蛋白或血清，随后接种人用狂犬病疫苗。狂犬病疫苗一定要按照程序按时、全程接种。

为控制狂犬病传播，饲养者要为犬、猫接种兽用狂犬病疫苗，防止犬、猫发生狂犬病并传播给人。带犬外出时，要使用犬链，或给犬戴上笼嘴，防止咬伤他人。

15. 蚊子、苍蝇、老鼠、蟑螂等会传播疾病。

蚊子可以传播疟疾、乙脑、登革热等疾病。搞好环境卫生，消除蚊子孳生地。根据情况选用纱门、纱窗、蚊帐、蚊香、杀虫剂、驱避剂等防蚊灭蚊用品，防止蚊子叮咬。

苍蝇可以传播霍乱、痢疾、伤寒等疾病。控制苍蝇的有效方法是处理好苍蝇的孳生环境，如垃圾袋装化(袋子要完好不能破损，袋口要扎紧)、不乱丢垃圾、不随地大小便、处理好宠物的粪便等。要注意保管好食物，防止苍蝇叮爬，以免感染疾病。杀灭苍蝇可以使用苍蝇拍、灭蝇灯、粘蝇纸(带、绳)等。

老鼠可以传播鼠疫、流行性出血热、钩端螺旋体病等多种疾病。搞好环境卫生，减少老鼠的藏身之地。安装防鼠门、防鼠网、封堵孔洞等。保管好食物，减少老鼠对事物的污染。杀灭老鼠可以用鼠夹、鼠笼、粘鼠板等捕鼠工具，还可以使用安全、高效的灭鼠药物。要注意灭鼠药的保管和使用方法，防止人畜中毒。

蟑螂可以携带痢疾、伤寒等多种病原菌，其排泄物与尸体中的蛋白可诱发人的过敏性鼻炎和哮喘。蟑螂多生活在温暖、潮湿、食物丰富的环境中，保持室内干燥、清洁，可以减少蟑螂的孳生。要将食物密闭存放，餐具用热水冲洗干净，炉灶保持清洁，及时清理餐厨垃圾。可以使用杀蟑毒饵等药物或粘蟑纸杀灭蟑螂。

16. 发现病死禽畜要报告，不加工、不食用病死禽畜，不食用野生动物。

许多疾病可以通过动物传播，如鼠疫、狂犬病、传染性非典型肺炎、高致病性禽流感、包虫病、绦虫病和囊虫病、血吸虫病等。预防动物源性疾病传播，要做到：接触禽畜后要洗手；不与病畜、病禽接触；不加工、不食用病死禽畜；不加工、不食用未经卫生检疫合格的禽畜肉；不吃生的或未煮熟、煮透的禽畜肉；不食用野生动物。

发现病死禽畜要及时向畜牧部门报告，并按照畜牧部门的要求妥善处理病死禽畜。

17. 关注血压变化，控制高血压危险因素，高血压患者要学会自我健康管理。

在未使用降压药物的情况下，非同日3次测量收缩压≥140毫米汞柱和(或)舒张压≥90毫米汞柱，可诊断为高血压。患者有高血压病史，目前正在服用抗高血压药物，血压虽低于140/90毫米汞柱，仍诊断为高血压。

超重或肥胖、高盐饮食、吸烟、长期饮酒、长期精神紧张、体力活动不足者是高血压的高危人群。

高血压患者应遵医嘱服药,定期测量血压和复查。高血压高危人群及高血压患者要养成健康的行为生活方式,食盐摄入量不应超过6克/日,应多吃水果和蔬菜,减少油脂摄入,做到合理膳食、控制体重、戒烟限酒、适量运动、减轻精神压力、保持心理平衡。

普通高血压患者的血压(收缩压和舒张压)均应严格控制在140/90毫米汞柱以下;糖尿病、慢性肾病、稳定性冠心病、脑卒中患者的血压控制更宜个体化,一般可以降至130/80毫米汞柱以下;老年人收缩压降至150毫米汞柱以下。如能耐受,以上全部患者的血压水平还可以进一步降低。

根据国家基本公共卫生服务项目的要求,乡镇卫生院(村卫生室)、社区卫生服务中心(站)为辖区居民提供高血压管理服务。血压正常者应至少每年测量1次血压,高危人群至少每6个月测量1次血压,并接受医务人员的健康指导。高血压患者每年至少接受4次面对面随访,并在社区医生的指导下做好自我健康管理。

高血压患者应掌握家庭自测血压方法,做好血压自我监测。

18. 关注血糖变化,控制糖尿病危险因素,糖尿病患者应当加强自我健康管理。

出现糖尿病症状加上随机血糖≥11.1毫摩尔/升,或空腹血糖(FBG)≥7.0毫摩尔/升或糖负荷2小时血糖(2小时PG)≥11.1毫摩尔/升,可诊断为糖尿病。6.1毫摩尔/升≤FBG<7.0毫摩尔/升或糖负荷2小时血糖7.8毫摩尔/升≤2小时PG<11.1毫摩尔/升为糖调节受损,也称糖尿病前期,是糖尿病的极高危人群。

具备以下因素之一,即为糖尿病高危人群:处于糖尿病前期、超重与肥胖、高血压、血脂异常、糖尿病家族史、妊娠糖尿病史、巨大儿(出生体重≥4千克)生育史。

糖尿病患者应全面了解糖尿病知识,遵医嘱用药,定期监测血糖和血脂,控制饮食,适量运动,不吸烟,不喝酒,加强自我健康管理,预防和减少并发症。

根据国家基本公共卫生服务项目的要求,乡镇卫生院(村卫生室)、社区卫生服务中心(站)为辖区居民提供糖尿病管理服务。对2型糖尿病高危人群进行针对性的健康教育和健康指导,建议其每年至少测量1次空腹血糖;对确诊的2型糖尿病患者,每年提供4次免费空腹血糖检测,至少进行4次面对面随访。

19. 积极参加癌症筛查,及早发现癌症和癌前病变。

癌症筛查和早期检测是发现癌症和癌前病变的重要途径,有利于癌症的早期发现和及时治疗,应积极参加癌症定期检查。成年女性应定期参加宫颈癌和乳腺癌筛查,还应进行乳腺自我检查。国家为部分地区农村妇女提供免费的宫颈癌、乳腺癌检查。国家在部分农村高发地区和城市地区开展肺癌、上消化道癌、大肠癌、结肠癌、直肠癌、肝癌、鼻咽癌等癌症筛查和早诊早治工作。

采取健康生活方式可以预防多种癌症的发生。如戒烟可降低患肺癌的风险;合理饮食可减少结肠癌、乳腺癌、食管癌、肝癌和胃癌的发生;预防和治疗人乳头瘤病毒,可减少宫颈癌的发生。

早发现、早诊断、早治疗是提高癌症治疗效果的关键。重视癌症的早期征兆,出现异常情况及时就医。

20. 每个人都可能出现抑郁和焦虑情绪,正确认识抑郁症和焦虑症。

情绪是人类对认知对象的一种内心感受或态度,是人们对学习、工作、生活环境以及他人行为的一种情感体验。情绪分为积极情绪和消极情绪。积极情绪又称正面情绪,主要表现为爱、愉悦、满足、自豪等,使人感到有信心、有希望、充满活力;消极情绪又称负面情绪,主要表现为忧愁、悲伤、痛苦、恐惧、紧张、焦虑等,过度的消极情绪会对人的身心造成不良影响,严重时可能发展为抑郁症和焦虑症等。

抑郁症和焦虑症是两种常见的精神障碍。出现心情压抑、愉悦感缺乏、兴趣丧失，伴有精力下降、食欲下降、睡眠障碍、自我评价下降、对未来感到悲观失望等表现，甚至有自伤、自杀的念头或行为，持续存在2周以上，就有可能患了抑郁症。突然或经常莫名其妙地感到紧张、害怕、恐惧，常伴有明显的心慌、出汗、头晕、口干、呼吸急促等躯体症状，严重时有濒死感、失控感，如经常频繁发生，就有可能患了焦虑症。

一过性的或短期的抑郁和焦虑情绪，可通过自我调适或心理咨询予以缓解和消除，不用过分担心。如果怀疑自己患有抑郁症和焦虑症，不要有病耻感，要尽早主动就医，及时、规范治疗。不要歧视抑郁症和焦虑症患者。

21. 关爱老年人，预防老年人跌倒，识别老年期痴呆。

关爱老年人，尊重老年人的思维方式和自主选择，力所能及地为老年人创造更好的生活环境，支持和鼓励老年人树立新的社会价值自信和家庭价值自信。

跌倒是造成65岁及以上人群伤害致死的第一位原因，老年人需要增强防跌倒意识。家居环境中尽可能减少障碍物；改善家中照明，保证照明亮度；地面要防滑，并保持干燥；在马桶旁、浴缸旁安装扶手；淋浴室地板上应放置防滑橡胶垫。老年人要选择适合自己的体育锻炼方式，坚持锻炼，增强自身抗跌倒能力和平衡能力。

老年期痴呆是老年期常见的一组慢性进行性精神衰退性疾病，表现为记忆力、计算力、判断力、注意力、抽象思维能力、语言功能减退，情感和行为障碍，独立生活和工作能力丧失。老年期痴呆是不可逆转的进行性病变，应该由精神科或神经科医生诊治，需要给予充分关爱和特殊护理。

22. 选择安全、高效的避孕措施，减少人工流产，关爱妇女生殖健康。

育龄男女如果短期内没有生育意愿，可选择口服避孕药、避孕套避孕；已婚已育夫妇提倡使用宫内节育器、皮下埋植等长效高效避孕方法，无继续生育意愿者，可采取绝育术等永久避孕措施。安全期避孕和体外排精等方法避孕效果不可靠，不建议作为常规避孕方法。

一旦避孕失败或发生无保护性行为，应该采取紧急避孕措施。紧急避孕不能替代常规避孕，一般一个月经周期使用一次，多次使用避孕效果降低，还会增加药物反应。

发生意外妊娠，需要人工流产时，应到有资质的医疗机构。自行堕胎、非法人工流产会造成严重并发症甚至威及生命。

减少人工流产，维护女性生殖健康，需要男女共担责任。反复的人工流产会增加生殖道感染、大出血的风险，甚至发生宫腔粘连、继发不孕等疾病或不良结局，严重影响妇女健康。男性作为性伴侣，在计划生育、避免意外妊娠中应承担更多的责任。杜绝违背妇女意愿的性行为，尊重和维护女性在生殖健康方面的权益。

23. 保健食品不是药品，正确选用保健食品。

保健食品指声称具有特定保健功能或者以补充维生素、矿物质为目的的食品，即适宜于特定人群食用，具有调节机体功能，不以治疗疾病为目的，并且在规定剂量之内，对人体不产生任何急性、亚急性或者慢性危害的食品。保健食品可补充膳食摄入不足或调节身体机能，健康人群如果能够坚持平衡膳食，不建议额外食用保健食品。

我国对保健食品实行注册审评制度，由国家食品药品监督管理总局对审查合格的保健食品发给《保健食品批准证书》，获得《保健食品批准证书》的食品准许使用保健食品标志。保健食品标签和说明书必须符合国家有关标准、法规、标准的要求。消费者可根据自身需要，正确选择国家主管部门正式批准和正规厂家生产的合格保健食品，但不能代替药品。

24. 劳动者要了解工作岗位和工作环境中存在的危害因素，遵守操作规程，注意个人防护，避免职业伤害。

劳动是每个人的基本需要，但有些工作岗位和工作环境中存在有害因素，会对健康产生影响，甚至可能造成疾病。常见的有害因素包括有毒有害的化学物质，如粉尘、铅、苯、汞等；有害的物理因素，如噪声、振动、高低气压、电离辐射等；有害的生物因素，如布氏杆菌、炭疽杆菌、森林脑炎病毒等。劳动者过量暴露于上述有害因素，会对健康造成损害，严重时会引起职业病，如矽肺、煤工尘肺、铅中毒、苯中毒等。工作中过量接触放射性物质则会引起放射病。

劳动者必须具有自我保护意识、掌握自我防护知识和技能，要主动了解工作岗位和工作环境中可能存在的职业危害因素，积极采取防护措施，避免职业损害。劳动者必须严格遵守各项劳动操作规程，树立安全意识，掌握个人防护用品的正确使用方法，在工作期间全程、规范使用防护用品，例如防护帽或者防护服、防护手套、防护眼镜、防护口（面）罩、防护耳罩（塞）、呼吸防护器和皮肤防护用品等。要熟悉常见事故的处理方法，掌握安全急救知识。一旦发生事故，能够正确应对，正确逃生、自救和互救。

长期接触职业有害因素，必须定期参加职业健康检查。如果被诊断得了职业病，必须及时治疗，避免与工作环境继续接触，必要时调换工作。

25. 从事有毒有害工种的劳动者享有职业保护的权利。

《中华人民共和国职业病防治法》明确规定，劳动者依法享有职业卫生保护的权利。保护劳动者免受不良工作环境对健康的危害，是用人单位的责任。用人单位应当为劳动者创造符合国家职业卫生标准和卫生要求的工作环境和条件，并采取措施保障劳动者获得职业卫生保护。

职业保护的主要保障措施包括：用人单位必须和劳动者签订劳动合同，合同中必须告知劳动者其工作岗位可能存在的职业病危害及其后果、职业病防护措施和待遇等；必须按照设计要求配备符合要求的职业病危害防护设施和个人防护用品；必须对作业场所职业病危害的程度进行监测、评价与管理；必须按照职业健康监护标准对劳动者进行职业健康检查并建立劳动者健康监护档案；对由于工作造成的健康损害和患职业病的劳动者给予积极治疗和妥善安置，并给予工伤待遇。劳动者要知晓用法律手段保护自己应有的健康权益。

（二）健康生活方式与行为

26. 健康生活方式主要包括合理膳食、适量运动、戒烟限酒、心理平衡四个方面。

健康生活方式，是指有益于健康的习惯化的行为方式。主要表现为生活有规律，没有不良嗜好，讲求个人卫生、环境卫生、饮食卫生，讲科学、不迷信，平时注意保健、生病及时就医，积极参加健康有益的文体活动和社会活动等。

合理膳食指能提供全面、均衡营养的膳食。食物多样，才能满足人体各种营养需求，达到合理营养，促进健康的目的。卫生部（现卫健委）发布的《中国居民膳食指南》为合理膳食提供了权威的指导。

适宜运动指运动方式和运动量适合个人的身体状况，动则有益，贵在坚持。运动应适度量力，选择适合自己的运动方式、强度和运动量。健康人可以根据运动时的心率来控制运动强度，最大心率 = 220 - 年龄，每周至少运动 3 次。

吸烟的人不论吸烟多久，都应该戒烟。戒烟越早越好，任何时候戒烟对身体都有好处，都能够改善生活质量。

过量饮酒，会增加患某些疾病的风险，并可导致交通事故及暴力事件的增加。建议成年男性一天饮用的酒精量不超过 25 克，女性不超过 15 克。

心理平衡，是指一种良好的心理状态，即能够恰当地评价自己，应对日常生活中的压力，有效率地工作和学习，对家庭和社会有所贡献的良好状态。乐观、开朗、豁达的生活态度，将目标定在自己能力所及的范围内，建立良好的人际关系，积极参加社会活动等均有助于个体保持自身的心理平衡状态。

27. 保持正常体重，避免超重与肥胖。

正常体重有助于保持健康，预防疾病。体重过高和过低都是不健康的表现，易患多种疾病。超重和肥胖者易患心血管疾病、糖尿病和某些肿瘤等。体重正常者应保持体重，超重和肥胖者应控制体重到正常范围。

体重是否正常取决于进食量与活动量的平衡。食物提供能量，运动消耗能量。进食量大而运动量不足，多余的能量就会在体内以脂肪的形式储存下来，造成超重或肥胖；相反，若进食量不足，可引起体重过低或消瘦。

体重是否正常可用体重指数（BMI）来判断，BMI = 体重（千克）/身高^2（平方米）。成人正常体重指数在 18.5 ~ 23.9 千克每平方米之间，体重指数在 24 ~ 27.9 千克每平方米之间为超重，体重指数≥28 千克每平方米为肥胖。

腰围是判断超重肥胖的另一种常用指标。成人正常腰围的警戒线为男性 85（厘米），女性 80（厘米）；成人腰围的超标线为男性 90（厘米），女性 85（厘米）。

28. 膳食应以谷类为主，多吃蔬菜、水果和薯类，注意荤素、粗细搭配。

食物可以分为谷类（米、面、杂粮等）和薯类，动物性食物（肉、禽、鱼、奶、蛋等），豆类和坚果（大豆、其他干豆类及花生、核桃等），蔬菜、水果和菌藻类，纯能量食物（动植物油、淀粉、糖、酒等）五类。多种食物组成的膳食，才能满足人体各种营养需求。三餐食物要多样化，注意荤素搭配。

谷类食物是我国居民传统膳食的主体，是人类最好的基础食物，也是最经济的能量来源。以谷类为主的膳食既可提供充足的能量，又可避免摄入过多的脂肪，对预防心脑血管疾病、糖尿病和癌症有益。成年人每天应摄入 250 ~ 400 克的谷类食物。要注意粗细搭配，经常吃一些粗粮、杂粮和全谷类食物，每天最好能吃 50 ~ 100 克。

蔬菜水果是维生素、矿物质、膳食纤维和植物化学物质的重要来源。薯类含有丰富的淀粉、膳食纤维以及多种维生素和矿物质。蔬菜、水果和薯类能够保持肠道正常功能，调节免疫力，降低肥胖、糖尿病、高血压等慢性疾病患病风险。建议成年人每天吃蔬菜 300 ~ 500 克，水果 200 ~ 400 克。蔬菜和水果不能相互替换，建议餐餐有蔬菜，天天有水果。

29. 提倡每天食用奶类、豆类及其制品。

奶类营养丰富，营养组成比例适宜，容易消化吸收，是膳食钙质的极好来源。饮奶有利于骨质健康，减少骨质丢失。儿童、青少年饮奶有利于生长发育和骨骼健康，同时预防成年后发生骨质疏松。建议每人每天饮奶 300 克或相当量的奶制品。高血脂和超重肥胖者应选择低脂、脱脂奶及其制品。

大豆含丰富的优质蛋白质、必需脂肪酸、B 族维生素、维生素 E 和膳食纤维等营养素，且含有磷脂、低聚糖以及异黄酮、植物固醇等多种人体需要的植物化学物质。适当多吃大豆及其制品可以增加优质蛋白质的摄入量，也可防止过多消费肉类带来的不利影响。建议每人每天摄入 30 ~ 50 克大豆或相当量的豆制品。

30. 膳食要清淡，要少油、少盐、少糖，食用合格碘盐。

油、盐摄入过多是我国城乡居民普遍存在的膳食问题。油摄入过多会增加患肥胖、高血脂、动脉粥样硬化等多种慢性疾病的风险。盐摄入过多会增加患高血压的风险。应养成清淡饮食的膳食习惯，膳食中要少油、少盐、少糖。建议每人每天烹调油用量 25 ~ 30 克，食盐摄入量不超过 6 克（包括酱油、酱、酱菜等调味品和食物中的含盐量),糖摄入量不超过50克。

坚持食用碘盐能有效预防碘缺乏病,人体碘摄入量不足可引起碘缺乏病。成人缺碘可导致缺碘性甲状腺肿;儿童缺碘可影响智力发育,严重缺碘会造成生长发育不良、身材矮小、痴呆等;孕妇缺碘会影响胎儿大脑发育,还会引起早产、流产、胎儿畸形。

注意:高碘地区的居民、甲状腺功能亢进病人、甲状腺炎病人等少数人群不宜食用碘盐。

31. 讲究饮水卫生,每天适量饮水。

生活饮用水受污染可以传播肠道传染病等疾病,还可能引起中毒。因此,要注意生活饮用水安全。

保障生活饮用水安全卫生,首先要保护好饮用水源。受污染水源必须净化或消毒处理后,才能用做生活饮用水。提倡使用自来水。

在温和气候条件下,从事轻体力活动的成年人每日最少饮水量为1 200~1 500毫升,从事高温或强体力活动者,应适当增加饮水量。要主动饮水,不要等口渴了再喝水。饮水最好选择白开水,不喝或少喝含糖饮料。

32. 生、熟食品要分开存放和加工,生吃蔬菜、水果要洗净,不吃变质、超过保质期的食品。

生食品是指制作食品的原料,如鱼、肉、蛋、禽、菜、粮等。熟食品是指能直接食用的食品,如熟肉、火腿肠、馒头、米饭等。

在食品加工、贮存过程中,生、熟食品要分开。切过生食品的刀不能直接再切熟食品,盛放过生食品的容器不能直接再盛放熟食品,避免生熟食品直接或间接接触。冰箱保存食物时,也要注意生熟分开,熟食品要加盖储存。

生食品要烧熟煮透再吃,剩饭菜应重新彻底加热再吃。碗筷等餐具应定期煮沸消毒。生的蔬菜、水果可能沾染致病菌、寄生虫卵、有毒有害化学物质,生吃蔬菜水果要洗净。

储存时间过长或者储存不当都会引起食物受污染或者变质,受污染或者变质的食品不能再食用。任何食品都有储藏期限,在冰箱里放久了也会变质。

购买预包装食品时要查看生产厂家名称、地址、生产日期和保质期,不购买标识不全的食品。不吃过期食物。

33. 成年人每日应进行6~10千步当量的身体活动,动则有益,贵在坚持。

身体活动指由于骨骼肌收缩产生的机体能量消耗增加的活动。进行身体活动时,心跳、呼吸加快,循环血量增加,代谢和产热加速,这些反应是产生健康效益的生理基础。

适量身体活动有益健康,动则有益,贵在坚持,适度量力。身体活动对健康的影响取决于活动方式、强度、时间和频度。

有氧运动是指躯干、四肢等大肌肉群参与为主的、有节律、时间较长、能够维持在一个稳定状态的身体活动(如长跑、步行、骑车、游泳等)。每小时4千米的中等速度步行,每小时12千米的速度骑自行车等均属于有氧运动。有氧运动有助于增进心肺功能、降低血压和血糖、增加胰岛素的敏感性、改善血脂和内分泌系统的调节功能,能提高骨密度、减少体内脂肪蓄积、控制不健康的体重增加。

推荐成年人每日进行6~10千步当量的身体活动。千步当量是度量能量消耗的单位,以4千米/小时中速步行10分钟的活动量为1个千步当量,其活动量等于洗盘子或熨衣服15分钟或慢跑3分钟。千步当量相同,其活动量即相同。

运动强度可通过心率来估算。最大心率=220-年龄,当心率达到最大心率的60%~75%时,身体活动水平则达到了中等强度。成年人每周应进行150分钟中等强度或75分钟高强度运动,或每天进行中等强度运动30分钟以上,每周3~5天。

以1周为时间周期，合理安排有氧运动，体育文娱活动、肌肉关节功能活动和日常生活工作中的身体活动。活动强度和形式的选择应根据个人的体质状况确定，增加活动量应循序渐进，运动中发生持续的不适症状，应停止活动，必要时及时就医。

34. 吸烟和二手烟暴露会导致癌症、心血管疾病、呼吸系统疾病等多种疾病。

我国吸烟人数超过3亿，约有7.4亿不吸烟者遭受二手烟暴露的危害。每年死于吸烟相关疾病的人数超过100万。吸烟和二手烟暴露导致的多种慢性疾病给整个社会带来了沉重的负担。

烟草烟雾含有7 000余种化学成分，其中有数百种有害物质，至少69种为致癌物。吸烟及二手烟暴露均严重危害健康，即使吸入少量烟草烟雾也会对人体造成危害。

吸烟可导致多种癌症、冠心病、脑卒中、慢性阻塞性肺疾病、糖尿病、白内障、男性勃起功能障碍、骨质疏松等疾病。二手烟暴露可导致肺癌等恶性肿瘤、冠心病、脑卒中和慢性阻塞性肺疾病等疾病。90%的男性肺癌死亡和80%的女性肺癌死亡与吸烟有关。现在吸烟者中将来会有一半人因吸烟而提早死亡，吸烟者的平均寿命比不吸烟者至少减少10年。

35. “低焦油卷烟”“中草药卷烟”不能降低吸烟带来的危害。

不存在无害的烟草制品，只要吸烟就有害健康。有充分证据说明，相比于吸普通烟，“低焦油卷烟”和“种草药卷烟”不能降低吸烟对健康的危害，反而容易诱导吸烟，影响吸烟者戒烟。吸烟者在吸“低焦油卷烟”的过程中存在“吸烟补偿行为”，如加大吸入烟草烟雾量和增加吸卷烟的支数等。“吸烟补偿行为”的存在使吸烟者吸入的焦油和尼古丁等有害成分并未减少。

36. 任何年龄戒烟均可获益，戒烟越早越好，戒烟门诊可提供专业戒烟服务。

烟草制品中的尼古丁可导致烟草依赖，烟草依赖是一种慢性成瘾性疾病。戒烟可以显著降低吸烟者肺癌、冠心病、慢性阻塞性肺疾病等多种疾病的发病和死亡风险，并可延缓疾病的进展和改善预后。减少吸烟量并不能降低其发病和死亡风险。吸烟者应当积极戒烟，戒烟越早越好，任何年龄戒烟均可获益。只要有戒烟的动机并掌握一定的技巧，都能做到彻底戒烟。研究发现，30、40、50或60岁时戒烟可分别赢得10、9、6或3年的预期寿命；戒烟10年后，戒烟者肺癌发病风险降至持续吸烟者的30%~50%；戒烟1年后，戒烟者发生冠心病的风险大约降低50%，戒烟15年后，将降至与从不吸烟者相同的水平。

吸烟者在戒烟过程中可能出现不适症状，必要时可寻求专业戒烟服务。戒烟门诊可向吸烟者提供专业戒烟服务。

37. 少饮酒，不酗酒。

酒的主要成分是乙醇和水，几乎不含有营养成分。经常过量饮酒，会使食欲下降，食物摄入量减少，从而导致多种营养素缺乏、急慢性酒精中毒、酒精性脂肪肝等，严重时还会造成酒精性肝硬化。过量饮酒还会增加患高血压、脑卒中（中风）等疾病的风险，并可导致交通事故及暴力事件的增加，危害个人健康和社会安全。少饮酒，不酗酒。

建议成年男性一天饮用酒的酒精量不超过25克，成年女性不超过15克。禁止孕妇和儿童、青少年饮酒。如果饮酒成为生活的第一需要，无法克制对酒的渴望，不喝酒会出现身体、心理上的不舒服，甚至出现幻觉、妄想等精神症状，这时就需要去精神科接受相应治疗。

38. 遵医嘱使用镇静催眠药和镇痛药等成瘾性药物，预防药物依赖。

遵医嘱使用镇静催眠药和镇痛药等成瘾性药物，可以治疗和缓解病痛。不合理地长期、大量使用可导致药物依赖。药物依赖会损害健康，严重时会改变人的心境、情绪、意识和行为，引起人格改变和各种精神障碍，甚至出现急性中毒乃至死亡。因此，任何人都不要擅自使用镇静催眠药和镇痛药等成瘾性药物，包括含有麻醉药品、精神药品成分的复方制剂（如含有可待因、福尔可定等具有成瘾性成分的止咳药），也不要随意丢弃或给他人使用。

出现药物依赖后，应去综合医院精神科或精神专科医院接受相应治疗。

39. 拒绝毒品。

毒品指鸦片、海洛因、甲基苯丙胺（冰毒）、吗啡、大麻、可卡因，以及国家规定管制的其他能够使人形成瘾癖的麻醉药品和精神药品。任何毒品都具有成瘾性。毒品成瘾是一种具有高复发性的慢性脑疾病，其特点是对毒品产生一种强烈的心理渴求和强迫性、冲动性、不顾后果的用药行为。

吸毒非常容易成瘾，任何人使用毒品都可导致成瘾，不要有侥幸心理，永远不要尝试毒品。毒品严重危害健康，吸毒危害自己、危害家庭、危害社会、触犯法律。一旦成瘾，应进行戒毒治疗。

40. 劳逸结合，每天保证 7 ~8 小时睡眠。

任何生命活动都有其内在节律性。生活规律对健康十分重要，工作、学习、娱乐、休息、睡眠都要按作息规律进行。要注意劳逸结合，培养有益于健康的生活情趣和爱好。顺应四时，起居有常。睡眠时间存在个体差异，成人一般每天需要 7 ~8 小时睡眠，儿童青少年需要更多睡眠，长期睡眠时间不足有害健康。

41. 应该重视和维护心理健康，遇到心理问题时应主动寻求帮助。

每个人一生中都会遇到各种心理卫生问题，重视和维护心理健康非常必要。

心理卫生问题能够通过调节自身情绪和行为、寻求情感交流和心理援助等方法解决。采取乐观、开朗、豁达的生活态度，把目标定在自己能力所及的范围内，调适对社会和他人的期望值，建立良好的人际关系，培养健康的生活习惯和兴趣爱好，积极参加社会活动等，均有助于保持和促进心理健康。

如果怀疑有明显心理行为问题或精神疾病，要及早去精神专科医院或综合医院的心理科或精神科咨询、检查和诊治。

精神疾病是可以预防和治疗的。被确诊患有精神疾病者，应及时接受正规治疗，遵照医嘱全程、不间断、按时按量服药。积极向医生反馈治疗情况，主动执行治疗方案。通过规范治疗，多数患者病情可以得到控制，减少对正常生活的不良影响。

42. 勤洗手、常洗澡、早晚刷牙、饭后漱口，不共用毛巾和洗漱用品。

用正确的方法洗手能有效地防止感染及传播疾病。每个人都应养成勤洗手的习惯，特别是制备食物前要洗手、饭前便后要洗手、外出回家后先洗手。用清洁的流动水和肥皂洗手。

勤洗头、理发，勤洗澡、换衣，能及时清除毛发中、皮肤表面、毛孔中的皮脂、皮屑等新陈代谢产物以及灰尘、细菌，防止皮肤发炎、长癣。

每天早晚刷牙，饭后漱口。用正确方法刷牙，成人使用水平颤动拂刷法刷牙。吃东西、喝饮料后要漱口，及时清除口腔内食物残渣，保持口腔卫生。提倡使用牙线。

洗头、洗澡和擦手的毛巾，应保持干净，并且做到一人一盆一巾，不与他人共用毛巾和洗漱用具，防止沙眼、急性流行性结膜炎（俗称红眼病）等接触性传染病传播；也不要与他人共用浴巾洗澡，防止感染皮肤病和性传播疾病。不与他人共用牙刷和刷牙杯，牙刷要保持清洁，出现刷毛卷曲应立即更换，一般每 3 个月更换一次。

43. 根据天气变化和空气质量，适时开窗通风，保持室内空气流通。

阳光和新鲜的空气是维护健康不可缺少的。阳光中的紫外线，能杀死多种致病微生物。让阳光经常照进屋内，可以保持室内干燥，减少细菌、霉菌繁殖的机会。开窗通风，可以保持室内空气流通，使室内有害气体或病菌得到稀释，预防呼吸道传染病发生。

雾霾、沙尘天气时，应关闭门窗，减少室外颗粒物进入室内；遇到持续雾霾天气时，应选择空气污染相对较轻的时段，定时通风换气，否则有可能造成室内二氧化碳浓度过高，出现缺氧。

44. 不在公共场所吸烟、吐痰，咳嗽、打喷嚏时遮掩口鼻。

世界卫生组织《烟草控制框架公约》指出，接触二手烟雾会造成疾病、功能丧失或死亡。室内工作场所、公共场所和公共交通工具内完全禁烟是保护人们免受二手烟危害的最有效措施。二手烟不存在所谓的“安全暴露”水平，在同一建筑物或室内，划分吸烟区和非吸烟区将吸烟者和不吸烟者分开、安装净化空气或通风设备等，都不能够消除二手烟雾对不吸烟者的危害。吸烟者应当尊重他人的健康权益，不当着他人的面吸烟，不在禁止吸烟的场所吸烟。

肺结核、流行性感冒、流行性脑脊髓膜炎、麻疹等常见呼吸道传染病的病原体可随患者咳嗽、打喷嚏、大声说话、随地吐痰时产生的飞沫进入空气，传播给他人。所以不要随地吐痰，咳嗽、打喷嚏时用纸巾、手绢、臂肘等遮掩口鼻，这也是社会进步、文明的表现。

45. 农村使用卫生厕所，管理好人畜粪便。

卫生厕所是指有墙、有顶，厕坑及贮粪池不渗漏，厕所内整洁卫生，没有蝇蛆，基本无臭味，粪便及时清理并进行无害化处理的厕所。

无害化卫生厕所是既符合卫生厕所基本要求，又具有粪便无害化处理功能，并能够进行规范管理、使用和维护的厕所。

粪便无害化处理可有效杀灭粪便中致病细菌和寄生虫，防止蚊蝇蛆孳生，减少肠道传染病与寄生虫病传播流行。日常生活和农业生产中经常使用高温堆肥法、沼气发酵法、漂白粉或生石灰搅拌处理等方法进行无害化厕所的地区，常用方法是粪便清理后加拌秸秆、黄土后高温堆肥，变成有机肥后作为农作物的底肥使用。

禽畜粪便无害化处理的方法与饲养方式有关。如果是一家一户的、少量饲养的方式，一般采用收集后与人粪一起堆肥的方式。如果是规模养殖企业，对猪粪等含水率高的禽畜粪便，一般采用沼气发酵、直接堆腐、塔式发酵等生物发酵模式进行无害化处理，对鸡粪等含水率低的粪便可直接晾晒、烘干等，处理后的禽畜粪便可以作为有机肥或饲料使用。

46. 科学就医，及时就诊，遵医嘱治疗，理性对待诊疗结果。

科学就医是指合理利用医疗卫生资源，选择适宜、适度的医疗卫生服务，有效防治疾病、维护健康。

生病后要及时就诊，早诊断、早治疗，避免延误治疗的最佳时机，这样既可以减少疾病危害，还可以节约看病的花费。生病后要选择合法医疗机构就医，不到无《医疗机构许可证》的不合法机构就医。遵从分级诊疗，避免盲目去大医院就诊。就医时要携带有效身份证件、既往病历及各项检查资料，如实向医生陈述病情，配合医生治疗，遵从医嘱按时按量用药。按照医生的要求调配饮食、确定活动量、改变不健康的行为生活方式。不要有病乱求医，不要使用几个方案同时治疗，不要轻信偏方，不要凭一知半解、道听途说自行买药治疗，更不要相信封建迷信。

医学所能解决的健康问题是有限的，公众应当正确理解医学的局限性，理性对待诊疗结果，不要盲目地把疾病引发的不良后果简单归咎于医护人员的责任心和技术水平。如果对诊疗结果有异议，或者认为医护人员有过失，应通过正当渠道或法律手段解决，不能采取扰乱医疗秩序或伤害医护人员的违法行为。

47. 合理用药，能口服不肌内注射，能肌内注射不输液，在医生指导下使用抗生素。

合理用药是指安全、有效、经济地使用药物。用药要遵循能不用就不用，能少用就不多用；能口服不肌注，能肌注不输液的原则。必须注射或输液时，应做到“一人一针一管”。任何药物都有不良反应，用药过程中如有不适要及时咨询医生或药师。

购买药品要到合法的医疗机构和药店，处方药必须凭执业医师处方购买。服药前要检查药品有效期，禁止使用过期药品；要妥善存放药品，防止药物变质或失效，防止儿童及精神异常者接触。一旦误服、误用药物，要及时携带药品及包装就医。

抗生素是处方药。所有抗生素在抗感染的同时都有不同程度的不良反应甚至毒性反应。一般针对细菌感染的抗生素对病毒引起的感冒、伤风和其他上呼吸道感染无效。因此，为有效进行抗感染治疗、避免发生耐药，减少不良反应，预防滥用，必须在医生的指导下规范、合理使用抗生素。

48. 戴头盔、系安全带，不超速、不酒驾、不疲劳驾驶，减少道路交通伤害。

在道路交通碰撞中，佩戴安全头盔可有效减轻摩托车驾驶员的头部伤害，使驾驶员的死亡风险减少20%~45%；系安全带可使汽车驾乘人员的致命伤害降低40%~60%。驾驶时，速度每增加1公里/小时，伤害危险增加3%，严重或致命伤亡危险增加5%。酒精、毒品、某些药物会减弱驾驶人员的判断能力和反应能力，即使是较低的血液酒精含量或药物浓度，也会增加交通事故风险。疲劳驾驶显著增加严重交通事故风险，驾驶员连续驾驶2小时应休息1次，保证驾驶时精力充沛、注意力集中。

儿童乘客应使用安全座椅，安全座椅要与儿童的年龄、身高和体重相适应。汽车碰撞时，儿童安全座椅可使婴幼儿死亡率降低54%~71%。

每个人都应对自己和他人的生命与健康负责，重视道路交通安全，严格遵守交通法规，避免交通伤害的发生。

49. 加强看护，避免儿童接近危险水域，预防溺水。

溺水是我国儿童意外伤害死亡的第一位原因，要加强对儿童的看护和监管。儿童游泳时，要有成人带领或有组织的进行，不要单独下水。游泳的场所，最好是管理规范的游泳池，不提倡在天然水域游泳，下雨时不宜在室外游泳。

下水前，应认真做准备活动，以免下水后发生肌肉痉挛等问题。水中活动时，要避免打闹、跳水等危险行为，如有不适应立即呼救。家长带领儿童进行水上活动时，应有专职救生员的全程监护，并为儿童配备合格的漂浮设备。

对于低龄儿童，家长要重点看护。不能将儿童单独留在卫生间、浴室、开放的水源边，家中的储水容器要及时排空或加盖。

50. 冬季取暖注意通风，谨防煤气中毒。

冬季使用煤炉、煤气炉或液化气炉取暖，由于通风不良，供氧不充分或气体泄漏，可引起大量一氧化碳在室内蓄积，造成人员中毒。

预防煤气中毒，要尽量避免在室内使用炭火盆取暖；使用炉灶取暖时，要安装风斗或烟筒，定期清理烟筒，保持烟道通畅；使用液化气时，要注意通风换气，经常查看煤气、液化气管道、阀门，如有泄漏应及时请专业人员维修。在煤气、液化气灶上烧水、做饭时，要防止水溢火灭导致的煤气泄漏。如发生煤气泄漏，应立即关闭阀门、打开门窗，使室内空气流通。

煤气中毒后，轻者感到头晕、头痛、四肢无力、恶心、呕吐；重者可出现昏迷、体温降低、呼吸短促、皮肤青紫、唇色樱红、大小便失禁，抢救不及时会危及生命。发现有人煤气中毒，应立即把中毒者移到室外通风处，解开衣领，保持呼吸顺畅；对于中毒严重者，应立即呼叫救护车，送医院抢救。

51. 主动接受婚前和孕前保健，孕期应至少接受5次产前检查并住院分娩。

婚前和孕前保健可以帮助准备结婚或怀孕的男女双方了解自身的健康状况，发现可能影响婚育的有关疾病和问题，接受有针对性的咨询和指导，提高婚姻质量和促进安全孕育。

妇女怀孕后应及时去医院检查，建立“孕产妇保健手册”。孕妇孕期至少应进行5次产前检查，（孕早期1次，孕中期2次，孕晚期2次），有异常情况者应适当增加检查次数。定期产前检查能够动态监测胎儿发育情况，及时发现妊娠并发症或合并症。

孕妇要到有助产技术服务资格的医疗保健机构住院分娩，高危孕妇应提前住院待产，最大限度地保障母婴安全。

52. 孩子出生后应尽早开始母乳喂养，满6个月时合理添加辅食。

母乳是婴儿最理想的天然食品，含有婴儿所需的全部营养以及大量的抗体和免疫活性物质，有助于婴儿发育，增强婴儿的免疫能力。母乳喂养不仅能增进母子间的情感，还能促进母亲的产后康复。

为了母乳喂养成功，孩子出生后1小时内就应开始哺乳。纯母乳喂养可满足6个月内婴儿所需全部液体、能量和营养素，因此婴儿出生后，应首选纯母乳喂养，6个月内不需要添加任何辅食。母乳喂养可以持续至2岁或2岁以上。

婴儿6个月起，要适时、适量添加辅食。添加辅食的原则是由一种到多种，由少到多，由软到硬，由细到粗。开始添加的辅食形态应为泥糊状，逐步过渡到固体食物。从少量开始，逐渐增加。要观察婴儿大便是否正常，婴儿生病期间不应添加新的食物。添加的食物品种应多样化，预防偏食和厌食。

53. 通过亲子交流、玩耍促进儿童早期发展，发现心理行为发育问题要尽早干预。

重视儿童早期发展，0~3岁儿童的身心健康是发展的基础，应把儿童的健康、安全和养育工作放在首位。家长、抚养人和学前教育工作者，应成为儿童生活的照顾者、情感的关爱者、行为的榜样者和活动的引导者。

重视儿童的情感关怀，强调以亲为先，以情为主，赋予亲情和关爱。尊重儿童意愿，创设宽松、温馨的家庭式氛围，满足儿童成长的需求。尊重儿童身心发展规律，顺应儿童天性，把握每个阶段的发展特点和水平。要从日常生活中选择儿童感兴趣的、富有价值的教育内容，将教育贯穿在一日生活之中，丰富儿童的认识和经验。开展丰富多样的、符合儿童发展阶段特点的游戏活动，让儿童在快乐的游戏中，开启潜能，推进发展。重视儿童的发展差异，提倡更多地实施个性化教育，促进每个儿童富有个性地发展。

经常与儿童沟通、交流，关注儿童日常行为，及时发现心理行为问题，予以引导和干预。培养儿童健康的心智和人格，促进儿童社会性和情感的健康发展。

54. 青少年处于身心发展的关键时期，要培养健康的行为生活方式，预防近视、超重与肥胖，避免网络成瘾和过早性行为。

青少年处于儿童向成人过渡的阶段，生理和心理发生着巨大变化。体格生长迅速，内脏器官功能逐步完善，两性的第二性征更加明显，男孩出现遗精、女孩出现月经，到青春期晚期已具备生殖功能。处于过渡期的青少年，自我意识逐渐增强，渴望独立，人生观、价值观逐渐形成，性意识觉醒和发展，但生理和心理尚未完全成熟，需要关注和正确引导。

青少年应该培养健康的行为生活方式。要有充足睡眠，保证精力充沛；保持平衡膳食，加强户外活动，预防超重和肥胖；培养良好的用眼习惯，避免长时间看书、看电视和电子屏、玩电子游戏，每天坚持做眼保健操，保护视力，预防近视；远离烟草和酒精，拒绝毒品。

青少年要从正规渠道获取生殖与性健康信息，拒绝性骚扰、性诱惑和性暴力，避免过早发生性行为。不安全性行为可能带来意外妊娠或性传播疾病，严重危害青少年身心健康。

（三）基本技能

55. 关注健康信息，能够获取、理解、甄别、应用健康信息。

日常生活中，要有意识地关注健康信息。遇到健康问题时，能够积极主动地利用现有资源获取相关信息。对于各种途径传播的健康信息能够判断其科学性和准确性，不轻信、不盲从，优先选择政府、卫生计生行政部门、卫生计生专业机构、官方媒体等正规途径获取健康信息。

对甄别后的信息能够正确理解，并自觉应用于日常生活，维护和促进自身及家人健康。

56. 能看懂食品、药品、保健品的标签和说明书。

直接向消费者提供的预包装食品标签标示应包括食品名称、配料表、净含量和规格、生产者和（或）经销者的名称、地址和联系方式、生产日期和保质期、贮存条件、食品生产许可证编号、产品标准代号及其他需要标示的内容。预包装食品标签向消费者提供食品营养信息和特性说明，包括营养成分表、营养声称和营养成分功能声称。营养成分表以一个“方框表”的形式标有食品营养成分名称、含量和占营养素参考值（NRV）百分比，强制标示的核心营养素包括蛋白质、脂肪、碳水化合物和钠。

药品的标签是指药品包装上印有或者贴有的内容，分为内标签和外标签。药品内标签指直接接触药品的包装的标签，外标签指内标签以外的其他包装的标签。药品的内标签应当包含药品通用名称、适应证或者功能主治、规格、用法用量、生产日期、产品批号、有效期、生产企业等内容。药品外标签应当注明药品通用名称、成分、性状、适应证或者功能主治、规格、用法用量、不良反应、禁忌、注意事项、贮藏、生产日期、产品批号、有效期、批准文号、生产企业等内容。麻醉药品、精神药品、医疗用毒性药品、放射性药品、外用药品和非处方药的标签，必须印有规定的标识。

药品说明书应当包含药品安全性、有效性的重要科学数据、结论和信息，用以指导安全、合理使用药品。药品说明书的具体格式、内容和书写要求由国家食品药品监督管理局制定并发布。药品说明书上必须注明药品的通用名称、成分、规格、生产企业、批准文号、产品批号、生产日期、有效期、适应证或者功能主治、用法、用量、禁忌、不良反应和注意事项。

非处方药是可以自行判断、购买和使用的药品。非处方药分为甲类非处方药和乙类非处方药，分别标有红色或绿色“OTC”标记。甲类非处方药须在药店执业药师或药师指导下购买和使用；乙类非处方药既可以在社会药店和医疗机构药房购买，也可以在经过批准的普通零售商业企业购买。乙类非处方药安全性更高，无须医师或药师的指导就可以购买和使用。

保健食品标签和说明书不得有明示或者暗示治疗作用以及夸大功能作用的文字，不得宣传疗效作用。必须标明主要原（辅）料，功效成分或标志性成分及其含量，保健作用和适宜人群、不适宜人群，食用方法和适宜的食用量，规格，保质期，贮藏方法和注意事项，保健食品批准文号，卫生许可证文号，保健食品标志等。

57. 会识别常见的危险标识，如高压、易燃、易爆、剧毒、放射性、生物安全等，远离危险物。

危险标识由安全色，几何图形和图形符号构成，用以表达特定的危险信息，提示人们周围环境中有相关危险因素存在。常见的危险标识包括高压、易燃、易爆、剧毒、放射、生物安全等。

识别常见危险标识，远离危险，保护自身安全。但要注意，危险标识只起提醒和警告作用，它本身不能消除任何危险，也不能取代预防事故的相应设施。

58. 会测量脉搏和腋下体温。

脉搏测量方法：将食指、中指和环指指腹平放于手腕桡动脉搏动处，计 1 分钟搏动次数。正常成年人安静状态下脉搏次数为 60～100 次/分。

腋下体温测量方法：先将体温计度数甩到35 ℃以下，再将体温计水银端放在腋下最顶端后夹紧，10分钟后取出读数。

正确读书方法：用手拿住体温计的玻璃端，即远离水银柱的一端，使眼睛与体温计保持同一水平，然后慢慢转动体温计，从正面看到很粗的水银柱时就可读出相应的温度值。读数时注意不要用手碰体温计的水银端，否则会影响水银柱读数而造成测量不准。成年人正常腋下体温为36~37 ℃。

59. 会正确使用安全套，减少感染艾滋病、性病的危险，防止意外怀孕。

正确使用安全套，一方面，可以避免接触感染病原体的体液，减少感染艾滋病、乙肝和大多数性传播疾病的风险；另一方面，可以阻断精子与卵子的结合，防止意外怀孕。

要选择有效期内、无破损、大小合适的安全套，掌握安全套的正确使用方法，坚持每一次性生活全程正确使用，性生活后要检查安全套有无破裂或脱落，若有破裂或脱落，要立即采取紧急避孕措施。

不要重复使用安全套，每次使用后应打结丢弃。

60. 妥善存放和正确使用农药等有毒物品，谨防儿童接触。

农药可经口、鼻、皮肤等多种途径进入人体，使人中毒，谨防儿童接触。

家中存放的农药、杀虫剂等有毒物品，应当分别妥善存放于橱柜或容器中，并在外面加锁。保管敌敌畏、乐果等易挥发失效的农药时，一定要把瓶盖拧紧。有毒物品不能与粮油、蔬菜等堆放在一起，不能存放在既往装食物或饮料的容器中；特别要防止小孩接触，以免发生误服中毒事故。已失效的农药和杀虫剂不可乱丢乱放，防止误服或污染食物、水源。

家用杀虫剂、灭鼠剂、灭蟑毒饵等严格按照说明书使用，放置在不宜被儿童接触到的地方，以免误食。

施用农药时，要严格按照说明书并且遵守操作规程，注意个人防护。严禁对收获期的粮食、蔬菜、水果施用农药。严防农药污染水源。

对误服农药中毒者，如果患者清醒，要立即设法催吐。经皮肤中毒者要立即冲洗污染处皮肤。经呼吸道中毒者，要尽快脱离引起中毒的环境。中毒较重者要立即送医院抢救。

61. 寻求紧急医疗救助时拨打120，寻求健康咨询服务时拨打12320。

需要紧急医疗救助时，拨打120急救电话求助。电话接通后，要准确报告病人所在的详细地址、主要病情，以便救护人员做好救治准备；同时，报告呼救者的姓名及电话号码。必要时，呼救者可通过电话接受医生指导，为病人进行紧急救治。通话结束后，应保持电话畅通，方便救护人员与呼救者联系；在保证有人看护病人的情况下，最好安排人员在住宅门口、交叉路口、显著地标处等候，引导救护车的出入，争取抢救时间。

若是出现成批伤员或中毒病人，必须报告事故缘由、罹患人员的大致数目，以便120调集救护车辆、报告政府部门及通知各医院救援人员集中到出事地点。

12320是政府设置的卫生热线，是卫生系统与社会、公众沟通的一条通道，是社会公众举报投诉公共卫生相关问题的一个平台，是向公众传播卫生政策信息和健康防病知识的一个窗口。在生活中遇到相关问题，公众可通过12320进行咨询或投诉。

62. 发生创伤出血量较多时，应立即止血、包扎；对怀疑骨折的伤员不要轻易搬动。

受伤出血时，应立即止血，以免出血过多损害健康甚至危及生命。小的伤口只需简单包扎即可止血；出血较多时，如果伤口没有异物，应立即采取直接压迫止血法止血。如果伤口有异物，异物较小时，要先将异物取出；异物较大、较深时，不要将异物拔出，在止血同时固定异物。处理出血的伤口时，要做好个人防护，尽量避免直接接触血液。

对怀疑骨折的伤员进行现场急救时，在搬移前应当先固定骨折部位，以免刺伤血管、神经，但不要在现场进行复位。如果伤势严重，应在现场急救的同时，拨打120急救电话。

积极参加急救培训，掌握创伤止血技能。

63. 遇到呼吸、心跳骤停的伤病员，会进行心肺复苏。

心肺复苏（CPR）可以在第一时间恢复伤病员呼吸、心跳，挽救伤病员生命，主要用于抢救心肌梗死等危重急症以及触电、急性中毒、严重创伤等意外事件造成的呼吸、心跳骤停伤病员。心肺复苏有三个步骤，依次是胸外心脏按压、开放气道、人工呼吸。胸外心脏按压即救护者将一只手掌根放在伤病员胸骨正中两乳头连线水平，双手掌根重叠，十指相扣，掌心翘起，两臂伸直，以髋关节为支点，用上半身的力量垂直按压。按压深度至少5厘米，按压频率至少100次/分，连续按压30次；用仰头举颏法打开气道；口对口人工呼吸（婴儿口对口鼻），吹气时间为1秒，连续吹2口气。30次胸外按压，2次人工呼吸，为一个循环，连续做5个循环，然后判断伤病员有无呼吸。如果无呼吸，继续做5个循环，直至复苏成功或救护车到来。

64. 抢救触电者时，要首先切断电源，不要直接接触触电者。

在施救触电者之前，首先做好自我防护。在确保自我安全的前提下，立即关闭电源，用不导电的物体如干燥的竹竿、木棍等将触电者与电源分开。千万不要直接接触触电者的身体，防止救助者发生触电。

防止触电发生，学习安全用电知识。正确使用家用电器，不超负荷用电；不私自接拉电线；不用潮湿的手触摸开关和插头；远离高压线和变压器；雷雨天气时，不站在高处、不在树下避雨、不打手机、不做户外运动。

65. 发生火灾时，用湿毛巾捂住口鼻、低姿逃生；拨打火警电话119。

突遇火灾时，如果无力灭火，应当不顾及财产，迅速逃生。由于火灾会产生炙热的、有毒的烟雾，所以在逃生时，不要大喊大叫，应当用潮湿的毛巾或者衣襟等物捂住口鼻，用尽可能低的姿势，有秩序地撤离现场。不要乘坐电梯、不要选择跳楼。

家庭最好配备家用灭火器、应急逃生绳、简易防烟面具、手电筒等火灾逃生用品。进入商场、宾馆、酒楼、影院等公共场所时，应首先熟悉安全通道，以备发生火灾时迅速从安全通道逃生。

发现火灾，应立即拨打119火警电话报警。准确报告失火地址、火势大小；如有可能，尽量提供详细信息，如是否有人被困、是否发生爆炸或毒气泄漏等。在说不清楚具体地址时，要说出地理位置、周围明显建筑物或道路标志。

66. 发生地震时，选择正确避震方式，震后立即开展自救互救。

地震时，身处平房或低层楼房，应迅速跑到室外空旷处。身处楼房高层，要迅速躲在坚固的家具旁、承重墙的内墙角或开间小的房间，远离门窗、外墙、阳台，不要跳楼，不要使用电梯。关闭电源、火源。室外要避开高大建筑物、玻璃幕墙、立交桥、高压电线等易发生次生灾害的地方。

如果地震被埋，要坚定生存信念；保存体力，不要大喊大叫；可用砖头、铁器等击打管道或墙壁发出求救信号。震后不要立即返回建筑物内，以防余震发生。

震后救护伤员时，要立即清理口鼻异物，保持呼吸道通畅；对出血部位及时止血、包扎；对骨折部位进行固定。

附录二　孕产妇健康管理服务规范(2017年)

(一)服务对象

辖区内常住的孕产妇。

(二)服务内容

1. 孕早期健康管理

孕13周前为孕妇建立《母子健康手册》,并进行第1次产前检查。

(1)进行孕早期健康教育和指导。

(2)孕13周前由孕妇居住地的乡镇卫生院、社区卫生服务中心建立《母子健康手册》。

(3)孕妇健康状况评估:询问既往史、家族史、个人史等,观察体态、精神等,并进行一般体检、妇科检查和血常规、尿常规、血型、肝功能、肾功能、乙型肝炎,有条件的地区建议进行血糖、阴道分泌物、梅毒血清学试验、HIV抗体检测等实验室检查。

(4)开展孕早期生活方式、心理和营养保健指导,特别要强调避免致畸因素和疾病对胚胎的不良影响,同时告知和督促孕妇进行产前筛查和产前诊断。

(5)根据检查结果填写第1次产前检查服务记录表,对具有妊娠危险因素和可能有妊娠禁忌证或严重并发症的孕妇,及时转诊到上级医疗卫生机构,并在2周内随访转诊结果。

2. 孕中期健康管理

(1)进行孕中期(孕16~20周、21~24周各一次)健康教育和指导。

(2)孕妇健康状况评估:通过询问、观察、一般体格检查、产科检查、实验室检查对孕妇健康和胎儿的生长发育状况进行评估,识别需要做产前诊断和需要转诊的高危重点孕妇。

(3)对未发现异常的孕妇,除了进行孕期的生活方式、心理、运动和营养指导外,还应告知和督促孕妇进行预防出生缺陷的产前筛查和产前诊断。

(4)对发现有异常的孕妇,要及时转至上级医疗卫生机构。出现危急征象的孕妇,要立即转上级医疗卫生机构,并在2周内随访转诊结果。

3. 孕晚期健康管理

(1)进行孕晚期(孕28~36周、37~40周各一次)健康教育和指导。

(2)开展孕产妇自我监护方法、促进自然分娩、母乳喂养以及孕期并发症、合并症防治指导。

(3)对随访中发现的高危孕妇应根据就诊医疗卫生机构的建议督促其酌情增加随访次数。随访中若发现有高危情况,建议其及时转诊。

4. 产后访视

乡镇卫生院、村卫生室和社区卫生服务中心(站)在收到分娩医院转来的产妇分娩信息后应于产妇出院后1周内到产妇家中进行产后访视,进行产褥期健康管理,加强母乳喂养和新生儿护理指导,同时进行新生儿访视。

(1)通过观察、询问和检查,了解产妇一般情况、乳房、子宫、恶露、会阴或腹部伤口恢复等情况。

(2)对产妇进行产褥期保健指导,对母乳喂养困难、产后便秘、痔疮、会阴或腹部伤口等问题进行处理。

(3)发现有产褥感染、产后出血、子宫复旧不佳、妊娠合并症未恢复者以及产后抑郁等问题的产妇，应及时转至上级医疗卫生机构进一步检查、诊断和治疗。

(4)通过观察、询问和检查了解新生儿的基本情况。

5. 产后42天健康检查

(1)乡镇卫生院、社区卫生服务中心为正常产妇做产后健康检查，异常产妇到原分娩医疗卫生机构检查。

(2)通过询问、观察、一般体检和妇科检查，必要时进行辅助检查对产妇恢复情况进行评估。

(3)对产妇应进行心理保健、性保健与避孕、预防生殖道感染、纯母乳喂养6个月、产妇和婴幼营养等方面的指导。

(三)服务流程

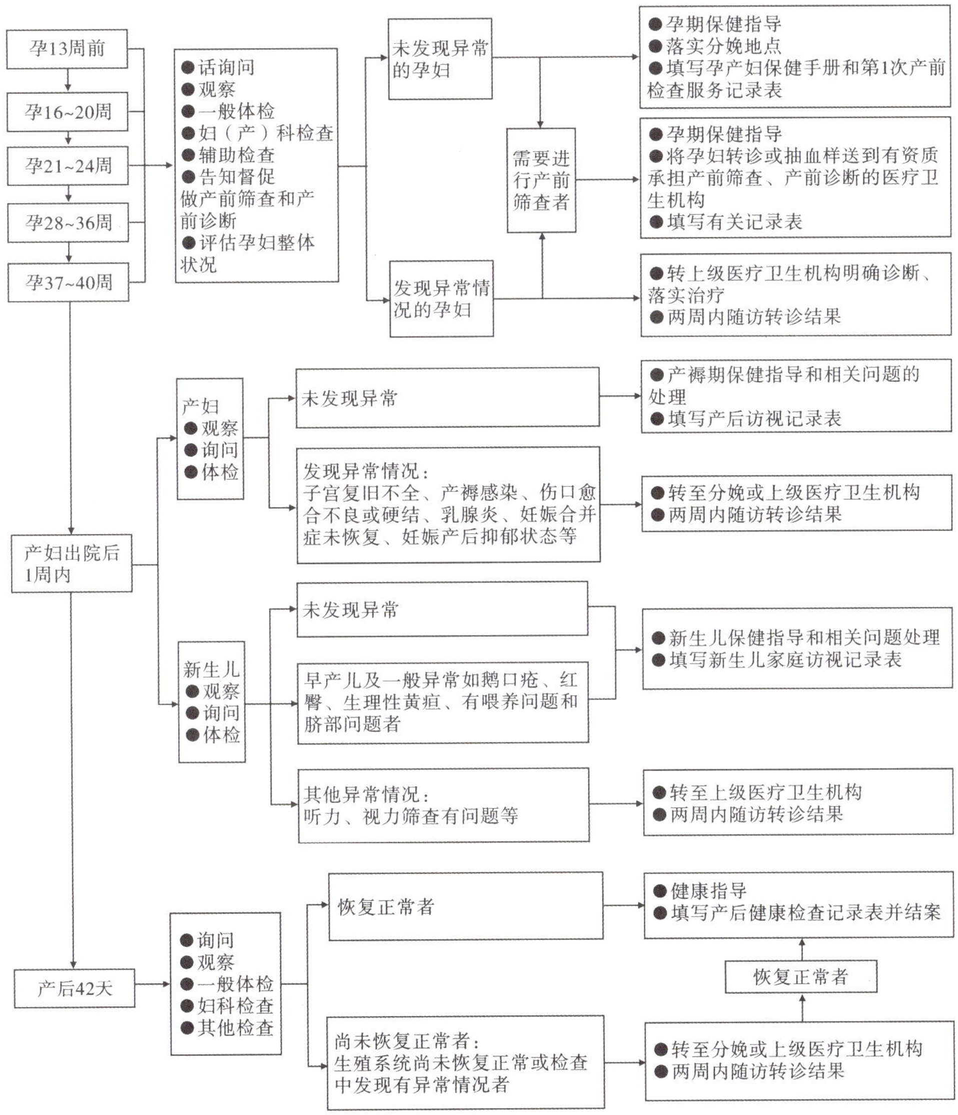

（四）服务要求

1. 开展孕产妇健康管理的乡镇卫生院和社区卫生服务中心应当具备服务所需的基本设备和条件。

2. 按照国家孕产妇保健有关规范要求，进行孕产妇全程追踪与管理工作，从事孕产妇健康管理服务工作的人员应取得相应的执业资格，并接受过孕产妇保健专业技术培训。

3. 加强与村（居）委会、妇联相关部门的联系，掌握辖区内孕产妇人口信息。

4. 加强宣传，在基层医疗卫生机构公示免费服务内容，使更多的育龄妇女愿意接受服务，提高早孕建册率。

5. 每次服务后及时记录相关信息，纳入孕产妇健康档案。

6. 积极运用中医药方法（如饮食起居、情志调摄、食疗药膳、产后康复等），开展孕期、产褥期、哺乳期保健服务。

7. 有助产技术服务资质的基层医疗卫生机构在孕中期和孕晚期对孕产妇各进行2次随访。没有助产技术服务资质的基层医疗卫生机构督促孕产妇前往有资质的机构进行相关随访。

（五）工作指标

1. 早孕建册率＝辖区内孕13周之前建册并进行第一次产前检查的产妇人数/该地该时间段内活产数×100%。

2. 产后访视率＝辖区内产妇出院后28天内接受过产后访视的产妇人数/该地该时间内活产数×100%。

附录三　孕前和孕期保健指南（2018年）

一、孕前保健（孕前3个月）

孕前保健是通过评估和改善计划妊娠夫妇的健康状况，减少或消除导致出生缺陷等不良妊娠结局的风险因素，预防出生缺陷发生，提高出生人口素质，是孕期保健的前移。

（一）健康教育及指导

遵循普遍性指导和个体化指导相结合的原则，对计划妊娠的夫妇行孕前健康教育及指导，主要内容包括：

（1）有准备、有计划地妊娠，尽量避免高龄妊娠。

（2）合理营养，控制体重增加。

（3）补充叶酸0.4～0.8毫克每天，或含叶酸的复合维生素。既往生育过神经管缺陷（NTD）儿的孕妇，则需每天补充叶酸4毫克。

（4）有遗传病、慢性病和传染病而准备妊娠的妇女，应予以评估并指导。

（5）合理用药，避免使用可能影响胎儿正常发育的药物。

（6）避免接触生活及职业环境中的有毒有害物质（如放射线、高温、铅、汞、苯、砷、农药等），避免密切接触宠物。

(7)改变不良的生活习惯(如吸烟、酗酒、吸毒等)及生活方式;避免高强度的工作、高噪音环境和家庭暴力。

(8)保持心理健康,解除精神压力,预防孕期及产后心理问题的发生。

(9)合理选择运动方式。

(二)常规保健(针对所有计划妊娠的夫妇)

(1)评估孕前高危因素 ①询问计划妊娠夫妇的健康状况。②评估既往慢性病史、家族史和遗传病史,不宜妊娠者应及时告之。③详细了解不良孕产史和前次分娩史,是否为瘢痕子宫。④生活方式、饮食营养、职业状况及工作环境、运动(劳动)情况、家庭暴力、人际关系等。

(2)体格检查 ①全面体格检查,包括心肺听诊。②测量血压、体质量,计算体重指数(BMI)。③常规妇科检查。

(三)必查项目

包括以下项目:①血常规。②尿常规。③血型(ABO和Rh血型)。④肝功能。⑤肾功能。⑥空腹血糖水平。⑦HBsAg筛查。⑧梅毒血清抗体筛查。⑨HIV筛查。⑩地中海贫血筛查(广东、广西、海南、湖南、湖北、四川、重庆等地区)。

(四)备查项目

包括以下项目:①子宫颈细胞学检查(1年内未查者)。②TORCH筛查。③阴道分泌物检查(常规检查,以及淋球菌、沙眼衣原体检查)。④甲状腺功能检测。⑤75 g口服葡萄糖耐量试验(OGTT),针对高危妇女。⑥血脂水平检查。⑦妇科超声检查。⑧心电图检查。⑨胸部X射线检查。

二、孕期保健

孕期保健的要求,是在特定的时间,系统提供有证可循的产前检查项目。产前检查的时间安排,要根据产前检查的目的来决定。

(一)产前检查的次数及孕周

合理的产前检查次数及孕周不仅能保证孕期保健的质量,也可节省医疗卫生资源。WHO(2016年)发布的孕期保健指南,将产前检查次数增加到8次,分别为:妊娠<12周、20周、26周、30周、34周、36周、38周和40周。根据目前我国孕期保健的现状和产前检查项目的需要,本指南推荐的产前检查孕周分别为:妊娠6~13^{+6}周,14~19^{+6}周,20~24周,25~28周,29~32周,33~36周,37~41周。共7~11次。有高危因素者,酌情增加次数。

(二)产前检查的内容

1.首次产前检查(妊娠6~13^{+6}周)

(1)健康教育及指导 ①流产的认识和预防。②营养和生活方式的指导(卫生、性生活、运动锻炼、旅行、工作)。根据孕前BMI,提出孕期体质量增加建议。③继续补充叶酸0.4～0.8 mg/d至孕3个月,有条件者可继续服用含叶酸的复合维生素。④避免接触有毒有害物质(如放射线、高温、铅、汞、苯、砷、农药等),避免密切接触宠物。⑤慎用药物,避免使用可能影响胎儿正常发育的药物。⑥改变不良的生活习惯(如吸烟、酗酒、吸毒等)及生活方式;避免高强度的工作、高噪音环境和家庭暴力。⑦保持心理健康,解除精神压力,预防孕期及产后心理问题的发生。

(2)常规保健 ①建立孕期保健手册。②仔细询问月经情况,确定孕周,推算预产期。③评估孕期高危因素。孕产史(特别是不良孕产史如流产、早产、死胎、死产史),生殖道手术史,有无胎儿畸形或幼儿智力低下,孕前准备情况,孕妇及配偶的家族史和遗传病史。注意有无妊娠合并症,如慢性高血压、心脏病、糖尿病、肝肾疾病、系统性红斑狼疮、血液病、神经和精神疾病等,及时请相关学科会诊,不宜继续妊娠者应告知并及时终止妊娠;高危妊娠继续妊娠者,评估是否转诊。本次妊娠有无阴道出血,有无可能致畸的因素。④全面体格检查,包括心肺听诊,测量血压、体质量,计算BMI;常规妇科检查(孕前3个月未查者);胎心率测定(多普勒听诊,妊娠12周左右)。

(3)必查项目 ①血常规。②尿常规。③血型(ABO和Rh血型)。④肝功能。⑤肾功能。⑥空腹血糖水平。⑦HBsAg筛查。⑧梅毒血清抗体筛查。⑨HIV筛查。⑩地中海贫血筛查(广东、广西、海南、湖南、湖北、四川、重庆等地区)。⑪超声检查。在孕早期(妊娠6～8周)行超声检查,以确定是否为宫内妊娠及孕周、胎儿是否存活、胎儿数目、子宫附件情况。

(4)备查项目 ①丙型肝炎病毒(HCV)筛查。②抗D滴度检测(Rh血型阴性者)。③75克OGTT(高危孕妇)。④甲状腺功能检测。⑤血清铁蛋白(血红蛋白<110克/升者)。⑥结核菌素(PPD)试验(高危孕妇)。⑦子宫颈细胞学检查(孕前12个月未检查者)。⑧子宫颈分泌物检测淋球菌和沙眼衣原体(高危孕妇或有症状者)。⑨细菌性阴道病(BV)的检测(有症状或早产史者)。⑩胎儿染色体非整倍体异常的孕早期(妊娠10～13^{+6}周)母体血清学筛查[妊娠相关血浆蛋白A(PAPP-A)和游离β-hCG]。注意事项:空腹;超声检查确定孕周;确定抽血当天的体质量。⑪超声检查:妊娠11～13^{+6}周测量胎儿颈部透明层(nuchal translucency,NT)的厚度;核定孕周;双胎妊娠还需确定绒毛膜性质。NT的测量按照英国胎儿医学基金会标准进行(超声医师需要经过严格的训练并进行质量控制)。高危者,可考虑绒毛活检或羊膜腔穿刺检查。⑫绒毛穿刺取样术(妊娠10～13^{+6}周,主要针对高危孕妇)。⑬心电图检查。

2.妊娠14～19^{+6}周产前检查

(1)健康教育及指导 ①流产的认识和预防。②妊娠生理知识。③营养和生活方式的指导。④中孕期胎儿染色体非整倍体异常筛查的意义。⑤非贫血孕妇,如血清铁蛋白<30微克/升,应补充元素铁60毫克/天;诊断明确的缺铁性贫血孕妇,应补充元素铁100～200毫克/天,具体参考中华医学会围产医学分会发布的《妊娠期铁缺乏和缺铁性贫血诊治指南》。⑥开始常规补充钙剂0.6～1.5克/天。

(2)常规保健 ①分析首次产前检查的结果。②询问阴道出血、饮食、运动情况。③体格检查,包括血压、体质量,评估孕妇体质量增加是否合理;子宫底高度;胎心率测定。

(3)必查项目 无。

(4)备查项目 ①无创产前基因检测(non-invasive prenatal testing,NIPT):NIPT筛查的目标疾病为3种常见胎儿染色体非整倍体异常,即21三体综合征、18三体综合征、13三体综合征。适宜孕周为12～22^{+6}周。具体参考国家卫计委发布的《孕妇外周血胎儿游离DNA产前筛查与诊断技术规范》。不适用人群为:孕周<12周;夫妇一方有明确的染色体异常;1年内接受过异体输血、移植手术、异体细胞治疗等;胎儿超声检查提示有结构异常须进行产前诊断;有基因遗传病家族史或提示胎儿罹患基因病高风险;孕期合并恶性肿瘤;医师认为有明显影响结果准确性的其他情形。NIPT检测结果为阳性,应进行介

入性产前诊断。NIPT报告应当由产前诊断机构出具，并由副高以上职称并具备产前诊断资质的临床医师签署。NIPT检测结果为阳性，应进行介入性产前诊断。②胎儿染色体非整倍体异常的中孕期母体血清学筛查（妊娠15～20周，最佳检测孕周为16～18周）。注意事项：同早孕期血清学筛查。③羊膜腔穿刺术检查胎儿染色体核型（妊娠16～22周），针对高危人群。

3. 妊娠20～24周产前检查

（1）健康教育及指导　①早产的认识和预防。②营养和生活方式的指导。③胎儿系统超声筛查的意义。

（2）常规保健　①询问胎动、阴道出血、饮食、运动情况。②体格检查同妊娠14～19^{+6}周产前检查。

（3）必查项目　①胎儿系统超声筛查（妊娠20～24周），筛查胎儿的严重畸形。②血常规。③尿常规。

（4）备查项目　经阴道超声测量子宫颈长度，进行早产的预测。

4. 妊娠25～28周产前检查

（1）健康教育及指导　①早产的认识和预防。②妊娠糖尿病（GDM）筛查的意义。

（2）常规保健　①询问胎动、阴道出血、宫缩、饮食、运动情况。②体格检查同妊娠14～19^{+6}周产前检查。

（3）必查项目　①GDM筛查。直接行75克OGTT，其正常上限为：空腹血糖水平为5.1毫摩尔/升，1小时血糖水平为10.0毫摩尔/升，2小时血糖水平为8.5毫摩尔/升。孕妇具有GDM高危因素或者医疗资源缺乏的地区，建议妊娠24～28周首先检测空腹血糖（FPG）。具体参考中华医学会《妊娠合并糖尿病诊治指南（2014）》。②血常规、尿常规。

（4）备查项目　①抗D滴度检测（Rh血型阴性者）。②子宫颈分泌物检测胎儿纤连蛋白（fFN）水平（子宫颈长度为20～30毫米者）。

5. 妊娠29～32周产前检查

（1）健康教育及指导　①分娩方式指导。②开始注意胎动或计数胎动。③母乳喂养指导。④新生儿护理指导。

（2）常规保健　①询问胎动、阴道出血、宫缩、饮食、运动情况。②体格检查：同妊娠14～19^{+6}周产前检查；胎位检查。

（3）必查项目　①血常规、尿常规。②超声检查：胎儿生长发育情况、羊水量、胎位、胎盘位置等。

（4）备查项目　无。

6. 妊娠33～36周产前检查

（1）健康教育及指导　①分娩前生活方式的指导。②分娩相关知识（临产的症状、分娩方式指导、分娩镇痛）。③新生儿疾病筛查。④抑郁症的预防。

（2）常规保健　①询问胎动、阴道出血、宫缩、皮肤瘙痒、饮食、运动、分娩前准备情况。②体格检查同妊娠30～32周产前检查。

（3）必查项目　尿常规。

（4）备查项目　①妊娠35～37周B族链球菌（GBS）筛查：具有高危因素的孕妇（如合并糖尿病、前次妊娠出生的新生儿有GBS感染等），取直肠和阴道下1/3分泌物培养。②妊娠32～34周肝功能、血清胆汁酸检测（妊娠期肝内胆汁淤积症高发病率地区的孕妇）。③妊娠32～34周后可开始电子胎心监护[无应激试验（NST）检查（高危孕妇）]。④心电图复查（高危孕妇）。

7. 妊娠37～41周产前检查

（1）健康教育及指导　①分娩相关知识（临产的症状、分娩方式指导、分娩镇痛）。②新生儿免疫接种指导。③产褥期指导。④胎儿宫内情况的监护。⑤妊娠≥41周，住院并引产。

(2)常规保健内容 ①询问胎动、宫缩、见红等。②体格检查同妊娠30～32周产前检查。

(3)必查项目 ①超声检查[评估胎儿大小、羊水量、胎盘成熟度、胎位,有条件可检测脐动脉收缩期峰值和舒张末期流速之比(S/D比值)等]。②NST检查(每周1次)。

(4)备查项目 子宫颈检查及Bishop评分。

(三)高龄孕妇的孕期保健

1. 仔细询问孕前病史,重点询问是否患有糖尿病、慢性高血压、肥胖、肾脏及心脏病等,询问既往生育史;本次妊娠是否为辅助生殖治疗受孕;两次妊娠的间隔时间;明确并记录高危因素。

2. 评估并告知高龄孕妇的妊娠风险,包括流产、胎儿染色体异常、胎儿畸形、妊娠期高血压疾病、GDM、胎儿生长受限(FGR)、早产和死胎等。

3. 规范补充叶酸或含叶酸的复合维生素;及时规范补充钙剂和铁剂,根据情况可考虑适当增加剂量。

4. 高龄孕妇是产前筛查和产前诊断的重点人群。重点检查项目包括:

(1)妊娠11～13^{+6}周应行早孕期超声筛查:胎儿NT、有无鼻骨缺如、NTD等。

(2)预产期年龄在35～39岁而且单纯年龄为高危因素,签署知情同意书可先行NIPT进行胎儿染色体非整倍体异常的筛查;预产期年龄≥40岁的孕妇,建议绒毛穿刺取样术或羊膜腔穿刺术,进行胎儿染色体核型分析和(或)染色体微阵列分析(chromosomal microarray analysis,CMA)。

(3)妊娠20～24周,行胎儿系统超声筛查和子宫颈长度测量。

(4)重视GDM筛查、妊娠期高血压疾病和FGR的诊断。

5. 年龄≥40岁的孕妇,应加强胎儿监护,妊娠40周前适时终止妊娠。

(四)孕期不推荐常规检查的内容

1. 骨盆外测量

已有充分的证据表明骨盆外测量并不能预测产时头盆不称。因此,孕期不需要常规检行盆外测量。对于阴道分娩的孕妇,妊娠晚期可测定骨盆出口径线。

2. 弓形虫、巨细胞病毒和单纯疱疹病毒血清学筛查

目前,对这3种病原体没有成熟的筛查手段,孕妇血清学特异性抗体检测均不能确诊孕妇何时感染、胎儿是否受累以及有无远期后遗症,也不能依据孕妇的血清学筛查结果来决定是否需要终止妊娠。建议孕前筛查或孕期有针对性的筛查,不宜对所有的孕妇进行常规筛查,避免给孕妇带来心理的恐惧和不必要的干预。

3. 妊娠期BV筛查

妊娠期BV的发生率为10%～20%,与早产发生有关,早产高危孕妇可筛查BV,但不宜针对所有孕妇进行常规BV筛查。

4. 子宫颈分泌物检测fFN及超声检查评估子宫颈

早产高危孕妇行这两项筛查的价值在于,阴性结果提示近期内无早产可能,从而减低不必要的干预。但是尚没有足够的证据支持对所有孕妇进行子宫颈分泌物fFN检测及超声子宫颈长度的评估。

5. 每次产前检查时行尿蛋白和血常规检查

不需要每次产前检查时进行尿蛋白和血常规检查,但妊娠期高血压疾病和妊娠期贫血的孕妇可反复进行尿蛋白和血常规检查。

6. 甲状腺功能筛查

孕妇甲状腺功能减退会影响儿童神经智能的发育。虽然有专家建议筛查所有孕妇的甲状腺功能(游离三碘甲腺原氨酸、游离甲状腺素和促甲状腺素),但是目前尚没有足够的证据支持对所有孕妇进行甲状腺功能的筛查。孕期应保证充足的碘摄入。

7. 结核病筛查

目前尚没有足够的证据支持对所有孕妇进行结核病的筛查(包括 PPD 试验和胸部 X 射线检查)。高危孕妇(结核病高发区、居住条件差、HIV 感染、药物成瘾者)可以在妊娠的任何时期进行结核病筛查。

(中华医学会妇产科学分会产科学组)

附录四 妇幼保健健康教育基本信息(2019 年)

一、儿童保健基本信息

(一)新生儿期保健基本信息

1. 新生儿出生时体重一般为 2 500～4 000 克,低于 2 500 克为低体重儿,高于 4 000 克为巨大儿。身长一般约 50 厘米。

2. 新生儿满月时,体重增加 600 克以上、身长增加 2.5 厘米以上为正常。

3. 新生儿一般出生后 2～3 天会出现生理性黄疸,7～10 天消退。如果黄疸出现过早或逐渐加深,要及时就医。

4. 母乳是 0～6 个月婴儿的最佳食物和饮料,在此期间不需要添加其他食物和水。

5. 新生儿出生后应在 1 小时内尽早实施早接触、早吸吮、早开奶。

6. 初乳含有丰富的营养物质和抗病物质,有助于预防新生儿常见的感染性疾病。

7. 哺乳时抱新生儿的四个要点为:新生儿的头和身体保持一条直线,身体贴近母亲,鼻尖对着乳头,张大口含接大部分乳晕。

8. 母乳喂养应按需哺乳,母乳不足时,更应增加喂哺次数。

9. 纯母乳喂养的新生儿从出生后数日开始每天应补充 400 国际单位的维生素 D,早产儿每天应补充 800～1 000 国际单位的维生素 D,正常足月新生儿一般不需要额外补充钙剂。

10. 要注意给新生儿保暖,体温保持在 36～37 ℃,居室定时通风。

11. 充足的睡眠有助于促进新生儿生长和发育,新生儿一昼夜的睡眠时间一般为16～20 个小时。

12. 新生儿有视、听、触等感觉,可通过母婴间皮肤接触、回应性的表情和语言交流以及利用颜色鲜艳、可发声的玩具等对新生儿进行感知觉刺激。

13. 新生儿皮肤娇嫩,擦洗时要轻柔,保持臀部皮肤清洁和干燥,选用柔软的棉质衣物。

14. 新生儿如出现体温异常、反应差、哭声弱、拒奶、呼吸急促、腹泻等异常情况,应及时就医。

15. 新生儿出生后应接受甲状腺功能低下、苯丙酮尿症等遗传代谢病筛查和听力筛查。

16. 新生儿出院后 1 周内及满月时,可各享受 1 次免费健康检查和咨询指导。

(二)婴儿期保健基本信息

1. 儿童12月龄时体重约为出生时的3倍,身长约75厘米,头围约46厘米,胸围约等于头围。

2. 婴儿乳牙一般4~10月龄萌出,每日喂奶后家长要给婴儿进行口腔清洁。

3. 婴儿6个月时应及时添加泥糊状食物,首先是强化铁的谷类或肉类等富含铁的食物。遵循由一种到多种、由少量到多量、由细到粗、少糖无盐的原则。同时继续母乳喂养至24个月及以上。

4. 帮助婴儿从7~8个月开始锻炼咀嚼能力,练习用杯子喝水,实施顺应喂养,鼓励逐步自主进食,至12个月时能够自己用勺进食。

5. 应带婴儿每天户外活动2小时以上,通过抚触、做操等形式,促进婴儿身体活动。

6. 婴儿出生后即可练习俯卧抬头,6个月后开始练习爬行,家长在日常养育过程中,敏感把握婴儿的需求,及时提供回应性照护。通过与婴儿交流与玩耍,促进婴儿的发育。

7. 腹泻患儿在积极治疗的同时,坚持母乳喂养,不减餐。

8. 婴儿出现吃奶差、发热、咳嗽或腹泻等症状,要及时就医。

9. 婴儿应按时接受预防接种,以有效预防相关传染病。

10. 婴儿3、6、8、12月龄时可各享受一次免费健康检查、心理行为发育筛查和咨询指导,6~8个月时接受血常规检查。

11. 婴幼儿神经心理发育水平应从感知觉、大运动、精细运动、语言、社会适应行为等方面进行评估。

12. 生长监测图是监测婴幼儿体格生长状况的有效方法,有助于及时发现体格生长偏移。

(三)幼儿期保健基本信息

1. 幼儿24月龄时体重约12千克,身高约85厘米,牙齿约16颗。30月龄时乳牙出齐。36月龄时体重约14千克,身高约95厘米。

2. 幼儿膳食逐渐趋于家庭饮食,但食物应体积较小,品种多样,口味清淡。三次正餐两次加餐,营养合理分配。

3. 幼儿食物中,每天都应包括肉、蛋、奶,补充维生素D。鼓励幼儿自己用勺吃饭,按时进餐,控制零食,少吃高糖、高脂和快餐食品。鼓励喝白开水,少喝或不喝含糖饮料和碳酸饮料。

4. 儿童应养成饭后漱口,早晚由家长使用含氟牙膏给儿童刷牙的口腔卫生习惯。

5. 幼儿练习手的抓握动作和手眼协调操作物体,可促进神经行为发育。

6. 幼儿一般15~18月龄可独走,18~21月龄可上台阶,24~30月龄能跑跳,同伴间交往明显增多。

7. 2~3岁是幼儿语言发育的关键时期,要多给幼儿看画报、讲故事、教儿歌,鼓励幼儿多说话、多回答问题。

8. 幼儿出现咳嗽时,应数1分钟呼吸次数,若多于40次,应及时就医。

9. 幼儿发热时体温超过38.5℃,需在医生的指导下及时采取适当的降温措施。

10. 养成良好的卫生习惯是预防幼儿肠道感染的关键,要做到不喝生水、不吃生冷食物,饭前便后洗手。

11. 儿童活泼好动,自我保护意识差,要注意预防烧烫伤、溺水、跌落、窒息和交通事故等伤害。

12. 幼儿18、24、30、36月龄时可各享受一次免费健康检查、心理行为发育筛查和咨询指导,18、30月龄时分别至少查一次血常规。继续完成预防接种。

（四）学龄前期保健基本信息

1. 3～6岁学龄前期儿童生长发育趋于稳定，每年体重约增加2千克，身高增加5～7厘米。

2. 学龄前期儿童食物要多样化，定时进餐，不挑食，少吃零食、甜食和冷饮。

3. 保证学龄前儿童规律、充足的睡眠和户外活动。每天保证3小时运动时间，其中户外活动时间应达到2小时。

4. 儿童应从小注意用眼卫生，保护视力。每次近距离使用电子屏幕时间不超过15分钟，每天累计不超过1小时，家长要以身作则。

5. 从3岁开始每年定期进行视力筛查，发现异常及时矫治。预防眼病与眼外伤。

6. 要注意培养孩子独立性和自我控制能力，形成基本的学习习惯，为进入学校学习打下基础。

7. 要训练学龄前期儿童生活自理能力，从易到难，从简到繁。

8. 学龄前儿童每半年到1年可各享受一次免费健康检查、心理行为发育筛查和咨询指导，发现问题及时矫治。

（五）学龄期保健基本信息

1. 学龄期儿童在进入青春期前，体重每年约增加2千克，身高增加5～7厘米。

2. 加强营养，平衡膳食，保证早餐的质量，选择奶类、坚果、果蔬等健康零食，少喝含糖饮料和碳酸饮料。

3. 小学生每天睡眠时间应达到10小时，初中生9小时，高中生8小时。

4. 学龄期儿童每天应保证1小时的体育锻炼。

5. 儿童应做到饭后漱口、睡前刷牙、少吃甜食、定期口腔检查。

6. 每次近距离使用电子屏幕时间不超过15分钟，每天累计不超过2小时。坚持正确做眼保健操。每年进行视力检查，发现视力异常，及时就医。

7. 学龄儿童应按程序完成预防接种，预防相关传染性疾病。

8. 经常对儿童讲解安全防护知识和进行技能训练，预防交通事故、外伤、溺水、雷击和中毒等伤害。

二、青少年保健基本信息

1. 青少年的年龄范围是10～24岁，其中10～19岁为青春期。青春期是从儿童期向成年期逐渐过渡的重要时期。

2. 青春期逐渐出现第二性征，男性包括胡须、腋毛、阴毛，喉结和变声；女性包括乳房发育、阴毛、腋毛。

3. 月经初潮是女性青春期生殖功能发育的重要标志，初潮年龄一般在11～16岁。应注意个人卫生，保持外阴清洁。月经期更应注意每天清洗外阴，及时更换卫生用品。

4. 遗精是男性青春期生殖功能发育的重要标志，是正常生理现象，首次遗精一般发生于12～18岁，每月1～2次遗精属正常。应注意保持外阴清洁。

5. 青春期是青少年性意识萌发阶段，出现性冲动、性幻想等性心理表现是正常的。无节制的自慰可能会影响青少年的学习和健康。

6. 青少年如果发生性关系，应全程正确使用安全套，以预防意外妊娠、性传播疾病和艾滋病。

7. 如果被迫发生性关系，一定要及时告知父母或老师，以寻求保护和帮助。

8. 青少年膳食应均衡多样，营养丰富，避免暴饮暴食或盲目节食。经常吃富含铁和维生素C的食物,预防贫血。

9. 青少年应保证每天至少1小时的户外体育活动;每周至少3次高强度的身体活动,包括抗阻力运动和骨质增强型运动。

10. 青少年在成长过程中会面临各种烦恼,要学会自我调适及与他人沟通。如果影响学习生活,应及时寻求心理咨询与辅导。

11. 青少年要正确认识和应用网络,避免诱惑。一旦出现沉迷网络的倾向应采取措施自我调适。发现网络成瘾应及时寻求专业帮助,避免严重危害身心健康。

12. 青少年应培养良好的用眼习惯,注意用眼卫生,坚持正确做眼保健操,应尽可能减少近距离使用电子产品的频率,每年进行视力检查。

三、妇女保健基本信息

(一)婚前保健基本信息

1. 准备结婚的男女在婚姻登记前,应接受婚前保健,包括婚前医学检查、婚前卫生指导以及婚前卫生咨询。

2. 婚前保健可以发现影响婚育的疾病,并获得婚育指导。

(二)孕前保健基本信息

1. 女性最佳的生育年龄是24~29岁。

2. 准备怀孕的夫妇应到医院接受孕前咨询和医学检查,患有慢性病、传染性疾病和精神疾病的夫妇应在医生的指导下怀孕。

3. 准备怀孕的妇女从孕前3个月开始,应每天补充0.4~0.8毫克叶酸,一直坚持到孕后3个月,以预防胎儿神经管畸形。

4. 夫妇双方从准备怀孕前3~6个月开始要戒烟、戒酒,避免接触有毒有害物质。

5. 准备怀孕的妇女必要时接种风疹、乙肝、流感等疫苗,以预防孕期病毒感染。

6. 准备怀孕的妇女应接受口腔健康检查,及早发现和治疗口腔疾病,预防孕期可能出现或加重的口腔问题。

(三)孕产期保健基本信息

1. 有正常性生活、月经规律的妇女,月经过期7~10大或以上,应及时去医疗保健机构检查,确认是否怀孕。

2. 怀孕早期的妇女可出现恶心、呕吐、食欲异常等消化系统症状,属于早孕反应。

3. 孕妇应戒烟、禁酒,并远离吸烟环境;避免密切接触宠物;避免接触汞、苯、放射线、铅、农药等有毒有害物质。

4. 孕早期出现腹痛、阴道出血时要立即就医,警惕异位妊娠及流产。

5. 孕妇在整个孕期应至少接受5次产前检查,监测孕妇和胎儿健康状况。首次检查应在孕早期进行。

6. 孕期及早进行艾滋病、梅毒、乙肝检测,以预防疾病母婴传播。

7. 孕妇应定期监测血压,血压在140/90毫米汞柱及以上时应及时就医。

8. 孕期应及时进行产前筛查和产前诊断，重点包括神经管畸形、唐氏综合征等。

9. 孕妇患病应主动就诊，在医生指导下合理用药，避免自行用药。

10. 孕妇应保持体重适宜增长，应根据孕前或孕早期体重指数（BMI）进行管理，整个孕期体重增长宜在12.5公斤左右。

11. 孕妇要合理营养，适当增加牛奶、鱼、禽、蛋、瘦肉、海产品的摄入量。孕晚期宜少食多餐。

12. 孕妇容易出现钙缺乏和铁缺乏，应常吃富含钙、铁的食物。必要时在医生指导下补充钙剂、铁剂和维生素C。

13. 大部分孕妇从孕20周左右自觉胎动。28周后胎动≥10次/2小时，应每天计数胎动，及时发现胎儿宫内缺氧情况。

14. 孕妇在孕晚期易发生下肢水肿，一般经休息可缓解。如水肿程度严重或休息后不能缓解，应及时就医。

15. 孕妇如出现生殖道感染症状，如分泌物异常、外阴不适，应及时就医。

16. 孕妇应保持口腔清洁，预防口腔疾病，坚持正确刷牙、饭后漱口。

17. 孕期应避免搬运重物或做激烈活动，以避免流产或早产。

18. 孕妇一旦出现头晕、头疼、视物不清、心慌、气短、腹痛、阴道出血和流水、胎动异常等症状，应立即就医。

19. 怀孕满37周的孕妇，如出现阴道排出血性分泌物多提示即将临产，如出现规律性的腹痛或阴道流水，应尽快到医院分娩。

20. 阴道分娩是自然的生理过程，对母婴损伤最小，应避免非医学指征的剖宫产。

21. 住院分娩是母婴安全最好的保证，所有孕产妇都应住院分娩。

22. 产妇分娩后应尽早下床活动，适宜活动和锻炼，促进产后康复。

23. 产妇应每天清洗外阴，保持个人卫生。若恶露异味、颜色污浊、带有块状物，应及时就医。

24. 产妇饮食应少食多餐，多食用富含优质蛋白和维生素的食物。

25. 学会母乳喂养技巧。做好乳房护理，出现乳汁不足或淤积、乳头皲裂等问题应及时处理，必要时就医。

26. 由于产后体内激素水平变化，部分产妇会出现短暂的产后情绪不良，家庭成员应关心、体贴产妇，必要时及时就医。

27. 产后6~8周、恶露干净，生殖系统已经恢复正常后可恢复性生活，但同时应注意避孕。

28. 产妇在出院后1周内和产后28天可各享受1次免费产后访视。产后42天应到医院进行健康检查。

29. 提倡持续母乳喂养，婴儿不满1周岁的女职工在工作时间内可享受哺乳假。

（四）育龄期保健基本信息

1. 良好的卫生习惯、安全性行为是预防女性生殖道感染/性传播疾病的重要措施。

2. 女性若出现阴道分泌物异常、阴道出血、腹痛等生殖道感染的症状，应及时去正规医疗保健机构就诊。

3. 患泌尿生殖系统感染的男女性均可能通过性行为传染给性伴侣，因此性伴侣应关注病情或根据医嘱同时治疗。

4. 育龄期妇女应定期接受妇女病筛查检查，及早发现宫颈癌、乳腺癌和生殖道感染等疾病。

5. 定期进行乳房自我检查，如发现乳房肿块、乳头溢液等情况，应及时就医。

6. 育龄夫妇应在医生的指导下知情选择适宜的避孕方法，提倡使用长效可逆的避孕方法。妇女一旦发生意外妊娠，应到正规医院就医。

7. 女性在流产后及分娩后都应及时落实避孕措施，以避免反复多次的人工流产对妇女身体造成伤害。

8. 流产后需等待6个月后考虑受孕，分娩后应间隔24个月考虑受孕。

（五）更老年期保健基本信息

1. 更年期是妇女的一个生理过渡期，一般在40~60岁，此期最突出的表现是绝经。

2. 更年期妇女应在膳食中添加豆类食物，饮食要清淡，每天盐摄入量低于6克。

3. 更老年期妇女要坚持规律生活，睡眠充足，每周身体活动5次以上，每次不少于30分钟，运动量不宜过大。

4. 更年期妇女要有意识地丰富生活内容，保持健康心态，适当保持性生活。

5. 更年期妇女可能会出现潮热、出汗、心慌、易哭泣、激动、头昏、耳鸣、注意力不集中等症状，应做好自我心理调节，如果影响正常生活和工作，应就医。

6. 更年期妇女应继续避孕，直至确诊绝经。

7. 更老年妇女易出现尿失禁，应经常练习提肛肌，增强盆底肌肉功能。

8. 更老年妇女可因雌激素水平下降而易患心血管疾病、骨质疏松、以及阴道炎、尿道炎等，应在医生指导下及时防治。

9. 更年期症状严重的妇女可在医生的指导下接受激素替代疗法和中医治疗。

10. 更年期妇女至少每年做1次全面体检，其中应包含妇科检查、宫颈癌和乳腺癌的筛查。

（中国疾病预防控制中心妇幼保健中心）

附录五　母婴安全行动提升计划（2021—2025年）

为提高妇幼健康服务质量和水平，巩固强化母婴安全，保障实施优化生育政策，维护妇女儿童健康权益，自2021年起，在全国组织实施母婴安全行动提升计划。

（一）总体要求

以高质量发展为主题，以深入落实母婴安全五项制度为主线，聚焦服务质量提升、专科能力提升和群众满意度提升，持续强化质量安全管理，提高医疗机构服务能力，预防减少孕产妇和婴儿死亡。

（二）行动目标

促进母婴安全高质量发展，降低孕产妇死亡率和婴儿死亡率，到2025年，全国孕产妇死亡率下降到14.5/10万，全国婴儿死亡率下降到5.2‰，为如期实现“健康中国2030”主要目标奠定坚实基础。进一步提升妇幼健康服务水平，完善危重孕产妇和新生儿救治体系，为妇女儿童提供安全、有效、便捷、温馨的高质量妇幼健康服务，让人民群众的获得感成色更足，幸福感更可持续，安全健康更有保障。

（三）行动范围

开展助产技术服务的医疗机构，重点是二级及以上综合医院、中医医院、妇幼保健院和妇产医院。各级危重孕产妇和新生儿救治中心要全面组织实施。

（四）行动内容

1. 妊娠风险防范水平提升

（1）强化风险防范意识。针对生育服务链条的各环节，制订健康教育工作计划，开发针对性的健康教育材料，撰写科普文章，制作科普图画，拍摄科普视频。依托孕妇学校、生育咨询门诊、微信公众号、微博、短视频等平台，将线下和线上教育相结合，普及孕育健康知识，提升健康素养，强化孕产妇"自身健康第一责任人"意识，三级妇幼保健院新媒体平台每年发布不少于50篇科普作品，单篇科普作品平均阅读量力争达到1万。

（2）落实妊娠风险评估。严格落实《妊娠风险评估与管理工作规范》要求，规范开展孕产妇妊娠风险筛查和评估，注重多学科联合动态评估和管理，强化产后风险评估。规范有序开展产前筛查与产前诊断，严格落实艾滋病、梅毒和乙肝母婴传播综合防控措施，及时发现和干预影响妊娠的风险因素，防范不良妊娠结局。对患有疾病可能危及生命不宜继续妊娠的孕妇，由副主任以上任职资格的医师进行评估和确诊。鼓励使用信息系统对孕产妇进行分级分类管理。

2. 危急重症救治水平提升

（1）严格高危孕产妇专案管理。规范妊娠危险因素筛查，识别高危孕产妇，对妊娠风险分级为"橙色"、"红色"和"紫色"的高危孕产妇严格实行专案管理，并明确由产科高年资医师负责管理，引导有序集中就诊，保证专人专案、全程管理、动态监管、集中救治、及时转诊，确保做到"发现一例、登记一例、报告一例、管理一例、救治一例"。

（2）改善救治薄弱环节。针对产后出血、新生儿窒息等常见危重症，每季度至少开展1次专项技能培训和快速反应团队急救演练，紧急剖宫产自决定手术至胎儿娩出时间（DDI）努力控制在30分钟以内并逐步缩短。每半年至少组织召开1次多科室联席会议，完善抢救流程与规范，进一步明确相关科室和人员职责任务，强化急救设备、药品、孕产妇用血、转运等保障机制。规范开展孕产妇危急重症评审，开展从早孕建档到产后随访的全程分析，梳理各个环节存在的管理、技术问题，不断完善诊疗方案和管理制度。

（3）完善救治协调机制。明确专门机构落实院内产科安全管理职责，由分管院长具体负责，完善院内危重孕产妇和新生儿会诊、转诊制度及协作机制，建立院内多学科危重孕产妇和新生儿救治小组，鼓励新生儿科医生进产房。建立完善危重孕产妇救治医患沟通机制，救治抢救期间医疗组应当指定1名产科医师负责与患者家属做好沟通。各级危重孕产妇和新生儿救治中心在持续提升救治能力的基础上，要狠抓划片分区责任落实，加强对下级医疗机构的指导，建立上下联动、运转高效的会诊转诊机制，进一步畅通危急重症转诊绿色通道，切实保障孕产妇和新生儿安全。

3. 质量安全管理水平提升

（1）完善质量管理制度。严格依法依规执业，医疗机构及医护人员实施助产技术应依法取得相应资质。落实《医疗质量管理办法》，产科、儿科应成立本科室医疗质量管理工作小组，每年开展不少于2次医疗质量安全案例警示教育。严格遵守医疗质量安全核心制度，重点强化三级查房制度、术前讨论制度、危急重症患者抢救制度等。

（2）严格医疗安全管理。强化产科探视管理，完善新生儿出入管理制度和交接流程。严格落实传染病预防控制管理制度和工作要求，加强门急诊、产科病房、产房、新生儿及儿科病房、检验、影像等重点科室、重点部位和重点环节的感染预防控制管理，严格执行消毒隔离、手卫生和医院感染监测等规定。

（3）落实质量改进措施。严格遵守产科专业诊疗指南及技术操作规范，针对手术室、产房、新生儿病房等重点部门，围绕关键环节和薄弱环节每月开展自我评估与分析，持续落实质量改进措施。全面开展产房分娩安全核查，规范填写核查表，并作为医疗文书纳入病历管理，降低产房医疗差错及安全不良事件发生率。

（4）加强数据分析应用。定期报送母婴安全相关数据，发生孕产妇死亡后第一时间报送所在地的县级妇幼保健机构。完善院内产科质控指标体系和数据收集，通过数据分析，查找存在的问题，提出改进建议。严格落实医疗质量（安全）不良事件信息采集、记录和报告相关制度。

4. 妇幼专科服务能力提升

（1）加强重点专科建设。开展孕产多学科协作诊疗试点和产科亚专科建设试点，提升产科临床诊疗水平，鼓励建立省市县三级妇幼专科联盟。综合性医院着力加强妊娠合并症处置、危重孕产妇多学科联合救治；分娩量较大的妇幼保健院、妇产医院着力加强产科亚专科、新生儿科建设，逐步建立产科重点专病医疗组。强化孕产期保健和新生儿保健特色专科建设，促进预防保健与临床医疗融合发展。加强乡镇卫生院和社区卫生服务中心孕期保健能力建设，提升孕产妇健康管理能力。

（2）推广中医药服务。妇产科、儿科积极应用中医药适宜技术，充分发挥中医药在妇女儿童预防保健和疾病诊疗中的独特作用。积极推广中医药适宜技术和方法，建立中西医协作诊疗制度。各级妇幼保健机构全面开展中医药服务，做优做强中医妇科、中医儿科等专科，逐步提高门诊中医药服务占比，鼓励有条件的妇幼保健院营养餐厅提供药膳、营养餐等服务，三级和二级妇幼保健院开展中医药专科服务的比例达到90%和70%。

（3）加强人才队伍和科研能力建设。保障产科和儿科医师、助产士和护士每年至少参加1次针对性继续医学教育。以临床应用为导向，加强科学研究和临床转化，加快推进适宜技术推广应用。妇幼保健机构要稳步提高配套科研经费占机构总经费支出的比例，鼓励有条件的三级妇幼保健院加强临床医学研究中心等科研平台建设。

5. 群众就诊分娩满意度提升

（1）优化诊疗资源配置。科学评估机构承接能力，精准测算群众就医需求，按照开放床位和配置标准，足额配备医护人员和设施设备，确保服务资源与服务量相匹配。疫情期间鼓励适当调整延长产科、超声等科室门诊时间，有条件的机构可探索开设周末门诊、假日门诊、夜间门诊，减轻集中接诊压力。合理设置门诊候诊区域，充分利用各类就诊系统、叫号系统、检查预约系统分流患者，严格落实“一人一诊一室”，保障有序就诊。

（2）完善便民利民服务。优化产科诊室布局和服务流程，集中产科门诊、超声检查、胎心监护、采血、尿检、缴费等环节，努力提供“一站式”便捷服务。充分利用信息化手段，推进全面预约诊疗，三级妇幼保健院的产科预约诊疗率≥70%，三级综合医院和三级妇幼保健院产前检查复诊预约率≥90%。在保障危重孕产妇救治的前提下，推广预约住院分娩。推进孕产期全程预约诊疗，引导孕产妇在助产机构建档时确定主管责任医师，鼓励由1名产科医师或1个产科医疗组为未转诊转院的孕产妇提供全程系统保健服务。

（3）促进安全舒适分娩。营造温馨、舒适的产房环境，提供以产妇为中心的人性化分娩服务。规范开展专业陪伴分娩等非药物镇痛服务，鼓励开展药物镇痛分娩服务，有条件的医疗机构可开展家属陪伴分娩。加强高品质、普惠性产科床位设置,鼓励有条件的医疗机构产科病房以单人间和双人间为主,切实改善产科住院条件,提升群众幸福感和满意度。

(五)工作要求

1. 细化落实行动措施

地方各级卫生健康行政部门要根据当地实际,制订具体实施方案,明确时间表、路线图,夯实工作责任。国家卫生健康委将以委属委管医院、省级妇幼保健机构为重点,确定部分重点联系医院,强化督促指导,定期了解工作进展。省级卫生健康行政部门也要建立重点联系单位制度,督促医疗机构认真落实母婴安全保障措施。

2. 加强区域组织协调

地方各级卫生健康行政部门要建立完善母婴安全保障协调工作机制,细化工作任务,建立助产机构、急救中心和血站联动机制,强化转运、救治、用血等重点环节保障。对照《危重孕产妇救治中心建设与管理指南》《危重新生儿救治中心建设与管理指南》,加强危重孕产妇和新生儿救治体系标准化建设与规范化管理,开展危重救治网络评估,健全分级负责、上下联动、应对有序、运转高效的急救、会诊、转诊网络。组建多学科专家组成的区域危重孕产妇和新生儿救治专家组,指导参与辖区医疗救治工作。国家卫生健康委将适时组织对各地危重孕产妇和新生儿救治网络建设运行情况进行评估。

3. 加大支持指导力度

国家卫生健康委将遴选一批符合条件的医疗机构开展区域危重孕产妇救治指导工作,支持省级妇幼保健机构实施省域妇幼健康"大手拉小手"行动,加快推进"云上妇幼"平台建设,广泛开展业务培训指导和会诊转诊。加快建立助产技术考核培训体系,开展助产技术随机抽查。对母婴安全形势严峻的省份给予针对性指导,对任务措施不落实、工作严重滑坡的省份进行约谈和通报。省级卫生健康行政部门要加强对市级、县级卫生健康行政部门和医疗机构的支持指导力度,推进提升计划取得实效。

4. 发挥典型示范作用

国家卫生健康委委属委管医院要发挥"国家队"表率作用,省级综合医院、妇幼保健院要发挥区域"龙头"作用。各级卫生健康行政部门要深入挖掘、树立先进典型,开展母婴友好医院建设。要加强母婴安全行动提升计划的宣传,及时通报工作进展,宣传典型机构、人员和事例,营造良好舆论范围。积极宣传扎根基层、情系群众的一线医护人员,增强医护人员职业荣誉感。

各地要将保障母婴安全摆在卫生健康工作更加突出的位置,精心组织实施,确保各项措施全面落实到位。

(国家卫生健康委员会)

附录六　母乳喂养促进行动计划(2021—2025年)

母乳喂养对于促进婴幼儿生长发育,降低母婴患病风险,改善母婴健康状况具有重要意义。为落实《"健康中国2030"规划纲要》《健康中国行动(2019—2030年)》和《国民营养计划(2017—2030年)》,保障实施优化生育政策,维护母婴权益,促进母乳喂养,制定本行动计划。

（一）目标要求

以满足人民日益增长的美好生活需要为根本，以提升母婴健康水平为目的，强化宣传教育、服务供给和政策统筹，维护母婴权益，强化母乳喂养全社会支持体系，进一步提升母乳喂养水平。

——到2025年，推动形成政府主导、部门协作、全社会参与的母乳喂养促进工作机制，支持母乳喂养的政策体系、服务网络、场所设施更加完善。公众获取母乳喂养知识的渠道多样顺畅，健康素养明显提高，母乳喂养指导服务科学规范，母亲科学喂养主动行动，家庭成员和用人单位积极支持，母乳喂养率不断提升。

——到2025年，母婴家庭母乳喂养核心知识知晓率达到70%以上；母婴家庭成员母乳喂养支持率达到80%以上；医疗机构设立母乳喂养咨询门诊或孕产营养门诊的比例不断提高；公共场所母婴设施配置率达到80%以上；所有应配备母婴设施的用人单位基本建成标准化的母婴设施；全国6个月内纯母乳喂养率达到50%以上。

（二）主要任务

1. 传播科学知识，大力开展母乳喂养宣传教育

（1）全面开展社会宣传。充分利用传统媒体和新媒体，全方位多层次大力开展母乳喂养宣传教育，促进社会公众充分认识母乳喂养的重要意义。结合“世界母乳喂养周”等重要时间节点，组织主题宣传活动，普及母乳喂养科学知识和技能，提高社会公众健康素养，在全社会营造支持母乳喂养的良好氛围。

（2）加强目标人群健康教育。创新健康教育方式和载体，针对孕前、孕中、产后等夫妇和家庭，科学精准传播母乳喂养知识和技能，促进母婴家庭成员知晓母乳喂养科学知识，掌握母乳喂养基本技能。强化父母及养育人是保障儿童健康第一责任人的理念，营造母乳喂养家庭氛围，引导母亲坚定母乳喂养信念，家庭成员从营养、心理等多方面创造条件支持新妈妈实现母乳喂养。

（3）普及母乳喂养核心要义。指导母婴家庭树立科学喂养理念，形成科学喂养行为。婴儿出生后的前6个月，倡导纯母乳喂养，6～24个月的婴幼儿，在科学添加辅食的同时，鼓励母亲继续进行母乳喂养。宣传母乳喂养有益母婴健康，可以促进婴儿体格和大脑发育，增强婴儿免疫力，减少感冒、腹泻、肺炎等患病风险，减少成年后肥胖、糖尿病和心脑血管疾病的发生，还可减少母亲产后出血、乳腺癌、卵巢癌的发生风险。特别要普及母乳无可替代的重要意义，让母婴家庭普遍知晓婴幼儿配方奶仅是无法纯母乳喂养时的替代选择。

（4）打造支持母乳喂养的宣传阵地。鼓励医疗机构、社区、托育机构和相关社会组织开展母乳喂养科普宣传活动，扩大科普宣传的覆盖面，提升知识和技能的可获得性。工会、共青团、妇联、计生协等群团组织充分发挥基层网络健全优势，加强母乳喂养知识普及，维护妇女儿童权益。发展和壮大母乳喂养促进志愿者队伍，形成支持母乳喂养的广泛社会力量。

2. 健全服务链条，努力加强母乳喂养咨询指导

（1）强化孕期、产时和产后咨询指导服务。以提供孕产期保健和助产服务的各级各类医疗机构为主阵地，通过规范设置孕妇学校，完善孕产期保健全程服务，强化分娩后母婴同室，落实产后访视、产后42天健康检查等医疗保健服务，将母乳喂养咨询指导作为重要服务内容，及时向婴儿父母和家人提供，确保母乳喂养咨询指导贯穿孕期、产时、产后各项服务全过程。鼓励医疗机构产科、新生儿科推广应用分娩后尽早母婴皮肤接触、早产儿袋鼠式护理等新生儿早期基本保健适宜技术，促进产妇早开奶，提升母乳喂养率。

(2)做实新生儿和婴幼儿期咨询指导服务。乡镇卫生院、社区卫生服务中心等基层医疗卫生机构,开展新生儿家庭访视、新生儿满月健康管理、婴幼儿健康管理服务时,要结合婴幼儿营养喂养筛查评估,针对儿童养育人开展母乳喂养咨询指导,帮助母亲和家庭成员掌握科学育儿知识。医疗机构要重视高危儿、早产儿、患病儿童母乳喂养服务,提供针对性母乳喂养咨询指导。做好哺乳期患病妇女母乳喂养和安全用药指导服务。挖掘和传承中医药促进母乳喂养的独特优势,普及中医适宜技术,促进母乳喂养。

(3)完善母乳喂养咨询服务网络。鼓励综合医院、妇幼保健机构、妇产医院和儿童医院、有条件的乡镇卫生院和社区卫生服务中心设立母乳喂养咨询门诊或营养门诊,为家庭提供母乳喂养咨询指导,增加服务供给,提高服务可及性。针对孕产保健科、妇产科、儿科、儿童保健科、儿童营养门诊、乳腺保健门诊等科室加强能力建设,将母乳喂养知识技能作为重点内容,定期开展医护人员专业知识技能培训。以促进母乳喂养为重点,推进爱婴医院建设,持续强化爱婴医院影响力。推动孕产期保健、新生儿保健、儿童营养特色专科建设,促进医疗机构推广适宜技术,提升母乳喂养率。

(4)创新咨询服务方式方法。大力推进"云上妇幼"和"互联网+妇幼健康"服务,通过手机 APP、小程序、网站、热线电话等多种方式,建立线上线下母乳喂养咨询渠道,为群众提供持续母乳喂养咨询指导。

3.完善政策制度,着力构建母乳喂养支持环境

(1)保护哺乳期女职工权益。用人单位要切实落实女职工劳动保护相关规定,确保女职工享受产假、生育奖励假,合理安排哺乳期女职工的哺乳时间。鼓励有条件的地方开展父母育儿假试点,合理确定父母育儿假待遇,健全假期用工成本分担机制。用人单位不得延长哺乳期女职工劳动时间或者安排夜班劳动,对哺乳未满 1 周岁婴儿的女职工,用人单位应当在每天的劳动时间内为其安排 1 小时哺乳时间;女职工生育多胞胎的,每多哺乳 1 个婴儿每天增加 1 小时哺乳时间,哺乳时间视同提供正常劳动。用人单位不得因女职工哺乳降低其工资福利待遇、予以辞退或解除劳动(聘用)合同。用人单位应确保工作场所安全卫生,避免哺乳期女职工从事有毒有害及放射污染等哺乳期禁忌从事的劳动。

(2)鼓励灵活安排工作时间和工作方式。用人单位应结合生产和工作实际,采取多种措施为哺乳期女职工提供便利。对女职工休完产假,自愿申请提前返岗的,可以由用人单位与职工协商,采取工作半天或隔天工作等多种灵活方式累计使用其应休未休生育奖励假。哺乳期女职工的哺乳时间可以由用人单位与职工协商,通过相应缩短每天工作时长、在工作时间内分段使用、采取弹性上下班等灵活方式予以安排。有条件的用人单位可结合工作岗位实际,对符合条件的哺乳期女职工采取居家办公等远程工作方式解决其哺乳困难。

(3)推进母婴设施广泛覆盖。以哺乳期妇女和婴幼儿需求为导向,推进医疗卫生机构、商场、车站、机场、景区等公共场所加强母婴设施建设,提高母婴设施配置率。经常有母婴逗留且建筑面积超过1万平方米或日客流量超过 1 万人的交通枢纽、商业中心、医疗机构、旅游景区及游览娱乐等公共场所,建立服务功能适宜的独立母婴室,配备基本设施,突出引导标识,加强日常管理和维护,确保母婴设施正常运行。促进女职工较多的用人单位、托育机构设立哺乳室,提高配备率。引导托育机构设置与招收婴幼儿数量相适应的母乳接收和储存设施,强化托育机构儿童营养喂养工作指导,不断提升婴幼儿母乳喂养的可及性和可持续性。

(4)加强母乳喂养咨询指导人才队伍建设。以妇幼保健机构、妇产和儿童医院、综合医院、基层医疗卫生机构的妇产科医护人员、儿科医护人员、妇女保健人员、儿童保健人员为核心,开展以母乳喂养咨询指导知识技能为重点的人员培训,逐步建立完善母乳喂养咨询指导专业人才队伍。

(5)着力融入相关政策构建母乳喂养支持环境。将母乳喂养宣传教育、服务供给、政策制度建立,特别是母婴设施配备等纳入儿童友好城市、全国婴幼儿照护服务示范城市评价体系。在《健康中国行动(2019—2030年)》年度安排中,全面部署推进。加强科技支撑,鼓励开展母乳喂养科学研究,促进科研成果推广、应用和转化。鼓励具备条件的医疗机构试点开展公益母乳库建设,探索捐赠母乳社会志愿服务机制,形成全社会支持母乳喂养的友好氛围和支持性环境。

4. 加强行业监管,切实打击危害母乳喂养违法违规行为

(1)引导行业自律。引导母乳代用品的生产、经营企业和相关行业协会加强行业自律,推动行业诚信建设,依法依规生产销售。母乳代用品的包装、标签标识、说明书应符合国家相关标准规范。母乳代用品生产销售者不得向医疗机构推销赠送产品样品或者以推销为目的有条件地提供设备、资金和宣传资料。禁止在大众传播媒介或者公共场所发布声称全部或者部分替代母乳的婴儿乳制品、饮料和其他食品广告。

(2)加强医疗机构管理。针对医疗机构加强医德医风建设,教育从业人员自觉按照职业操守和规范要求履职尽责。医疗机构及其人员不得向孕产妇和婴儿家庭宣传、推荐母乳代用品。严禁母乳代用品生产经营单位在医疗机构开展各种形式的推销宣传。相关生产经营单位不得在医疗机构推销宣传声称可替代母乳或具有相关作用的产品。医疗机构及其人员不得为推销宣传母乳代用品或相关产品的人员提供条件和场所。

(3)强化执法监督。按照食品安全法及相关食品安全国家标准规定,加大婴儿配方食品包装、标签标识及说明书的日常检查力度,督促生产企业依法进行标识标注。对于母乳代用品领域的虚假广告宣传、欺诈误导消费、侵害消费者权益、破坏公平竞争市场秩序等违法违规行为,市场监管部门应依据广告法、反不正当竞争法等法律法规,加大执法和打击力度,切实保障文明诚信的市场秩序。

(三)组织实施

1. 加强组织领导。各有关部门、群团组织和单位要切实加强领导,密切合作,建立分工负责、协调配合的工作机制,共同推进母乳喂养促进工作。各部门要结合自身职责,研究制订政策制度和具体举措,分阶段、分步骤组织实施,确保工作落实,群众受益,目标实现。

2. 强化督促评估。各有关部门、群团组织和单位要加强工作督导,促进重点任务落实。积极探索、勇于创新,树立先进典型,发挥示范引领作用,推动工作深入开展。要围绕主要目标和具体任务,明确评估指标体系和评估工作方案,定期开展工作评价,及时通报有关情况。

3. 广泛开展宣传。要采取多种形式,扩大社会宣传,充分利用报纸、广播电视和新媒体,广泛宣传"母乳喂养促进行动计划"的主要内容和工作要求,扩大社会知晓率,引导各方力量踊跃参与,确保行动取得实效。

附录七 孕产妇心理健康管理专家共识

孕产期是女性生命中发生重大变化的时期,孕产妇心理健康与身体健康同样重要。孕产妇良好的心理健康状况有助于促进婴儿的身心健康,并促进孕产妇自身的身体状况和自然分娩。孕产妇的心理问题不仅会直接影响其自身的健康状况,还会增加产科和新生儿并发症的风险,并影响母婴联结、婴幼儿健康及其心理适应能力等。孕产妇的心理问题如果未得到及时的干预,会给妇女、家庭、卫生系统和社会造成重大负担,甚至引发严重后果。

近年来，我国政府不断加强对孕产妇心理健康问题的重视程度，在《中国妇女发展纲要（2011—2020）》《“健康中国2030”规划纲要》《关于加强心理健康服务的指导意见》及《全国社会心理服务体系建设试点工作方案》等文件中都要求进一步关注孕产妇的心理健康状况。同时，在《各级妇幼健康服务机构业务部门设置指南》《妇幼保健专科建设和管理指南》及《三级和二级妇幼保健院评审标准（2016版）》等文件中，也要求妇幼健康服务机构进一步加强孕产期心理保健服务。中华预防医学会心身健康学组、中国妇幼保健协会妇女心理保健技术学组共同组织相关专家编写了《孕产妇心理健康管理专家共识》，参考国内外相关循证医学证据，以三级预防为核心内容，力求提出综合全面、具体可行的孕产妇心理保健建议，涵盖孕产妇心理健康促进、孕产妇常见心理问题的筛查与评估、基本处理、随访管理等内容。本共识中孕产妇心理健康管理的时间范围主要包括从备孕到产后-·年。

本共识可供开展孕产期保健服务的卫生专业人员（包括但不限于妇产科医生、助产士、护士、全科医生、儿科医生、心理/精神科医生、心理健康从业者、社区家庭工作人员等）和卫生机构参考使用，共同促进孕产妇的心理健康。所有从事孕产期保健的卫生专业人员都应接受以孕产妇为中心的沟通技能、心理健康促进、心理社会风险评估方法等相关专业技能的培训。

（一）孕产妇心理健康促进

通过各种方式的孕产妇心理健康促进工作，可帮助孕产妇达到身体和心理的最优状态，提高生活质量，增强适应环境的能力。这些方法包括开展心理健康教育、改善生活方式、加强社会支持、提供心理保健技术等。

1. 健康宣教

提供孕产妇保健服务的医疗机构应当定期组织促进孕产妇心理健康的宣教活动。孕产期心理保健知识与技能应纳入孕妇学校常规授课内容。孕期女性至少参加一次孕妇学校的心理保健课程，学习心理健康知识和自我保健技能。健康宣教（建议至少保证一次有家庭成员陪同参与）可包括但不限于：孕期常见情绪问题、情绪异常的自我识别和负性情绪的缓解方法、孕期健康生活（饮食、运动、睡眠）、如何面对分娩、新生儿护理、产后恢复等的宣教。

2. 心理健康教育

系统的心理健康教育可以促进孕产妇的心理健康，应在生育全程（备孕、孕期、产时、产后）为所有孕产妇、其伴侣及其主要家庭成员提供心理健康教育，包括孕产妇的心理特点、常见心理问题及影响因素、抑郁焦虑等症状识别、常用心理保健方法等；并告知心理问题在孕产期女性中较为常见，心理保健可以提升心理健康水平，减少心理问题的发生。

3. 生活方式

良好的生活方式有助于促进情绪健康，包括均衡的营养、适度的体育锻炼、充足的睡眠等，孕产期保健中应为孕产妇提供至少一次生活方式建议。

4. 家庭支持

充分的家庭支持不仅对孕产妇的情绪健康很重要，更有利于家庭和谐和儿童的健康成长，应协助孕产妇伴侣及家庭做好迎接新生命的心理准备，鼓励在孕期和产后进行孕产妇、家庭成员和医务人员之间的三方会谈，共同探讨家庭如何应对孕期及产后常见的问题。

5. 心理保健课程

教授孕产妇学习情绪管理、积极赋能、心身减压、自我成长等心理保健技术。结构化的心理保健技术，如简版认知行为治疗，基于正念/静观的孕产妇分娩教育课程等，可以缓解孕产妇的压力，对孕产妇抑郁、焦虑、分娩恐惧等心理问题有预防效果。

（二）关注孕产妇心理健康的高危因素

对于具有心理健康高危因素的孕产妇，应给予必要的心理社会支持和咨询指导，帮助其掌握自我心理保健技能。高危因素包括但不限于以下生理和心理社会因素。

1. 生理因素

不孕症病史、不良孕产史、睡眠差、严重分娩疼痛、妊娠并发症/合并症、胎婴儿畸形/疾病等情况。

2. 心理社会因素

抑郁/焦虑症病史或其他精神病病史以及家族史，儿童被虐待史或缺乏父母照顾史，性格内向自卑、敏感多疑、多思多虑、焦虑冲动、情绪不稳，社会支持系统不良（如缺乏情感或行为上的支持、缺乏同伴或与同伴关系不良），存在家庭暴力（过去或当前），存在重大压力，经历了负性生活事件（离婚、亲人去世、经济困难、失业等），吸毒和酗酒等。

（三）孕产妇心理健康问题的筛查和评估

孕产妇心理筛查和评估有助于早期识别孕产妇的心理问题，及时干预或转诊。目前常用的孕产妇心理筛查量表主要为自评量表，可在医务人员的指导下由孕产妇自行填写完成。

1. 定期筛查

孕产妇心理健康问题的筛查应该作为常规孕产期保健的组成部分，在每次产前或产后检查中，应询问孕产妇的情绪状况，并了解其心理社会风险因素；产后访视应同时关注母亲心理状况及母婴互动情况。

2. 筛查频率

至少应该在孕早期（13^{+6}周前）、孕中期（14～27^{+6}周）、孕晚期（28 周及以后）和产后 42 天分别进行孕产妇心理健康筛查。孕产期更多次的评估对于产后抑郁发生的预测价值更大。如有临床表现，可在怀孕和产后第一年的任何时间重复评估。电子化筛查工具可以提高筛查效率，并方便孕产妇进行自我评估。

对于具有高危因素的孕产妇，应在备孕和妊娠期间酌情增加心理健康评估的次数。对由于妊娠合并症/并发症入院的患者，住院期间至少完成一次心理健康评估量表的筛查。

3. 常用筛查内容

（1）妊娠期压力　妊娠期压力评估可以了解妊娠期间特殊压力的来源及其影响程度，并可以动态监测压力变化情况，对于压力评分较高或者持续升高者可以进行干预。对于中重度以上压力（量表得分≥1.001）或各因子得分指标≥40%者，应予以重点关注。

（2）分娩恐惧　分娩恐惧是孕晚期最常见的压力问题，分娩恐惧量表可作为测量孕妇分娩恐惧的有效工具。

（3）抑郁　孕产期抑郁推荐使用的筛查量表有爱丁堡产后抑郁量表（Edinburgh postnatal depression scale，EPDS）、9 项患者健康问卷（patient health quetionnaire-9 items，PHQ-9）、抑郁自评量表（self-rating depression scale，SDS）等，较为常用的是 EPDS。如果 EPDS 评分在 13 分或以上，或者问题 10 得分阳性者，需要安排进一步评估；如果评分在 10～12 之间，应在 2～4 周内监测并重复测评 EPDS。如果 PHQ-9 评分大于 14 分，也提醒关注情绪问题，必要时转诊。

（4）焦虑　孕产期焦虑推荐使用的筛查量表有 7 项广泛性焦虑障碍量表（generalized anxiety disorder-7，GAD-7）、焦虑自评量表（self-rating depression scale，SAS）等。如果 GAD-7 评分大于 14 分，或者 SAS 评分大于 60 分，建议关注情绪状态，并进一步进行专业评估，必要时转诊。

(四)孕产妇心理健康问题的处理

在孕产妇常规保健过程中注意观察孕产妇的心理状态变化,关注风险因素,提高孕产妇情绪管理技能,必要时进行心理状况的评估,及时识别危机状态。有需求者可在产前接受应对分娩的相关课程和辅导。

1. 负性情绪的管理

在评估筛查阶段,如果EPDS评分大于10分,PHQ-9大于4分,GAD-7大于4分,妊娠压力1分以上,妊娠恐惧40分以上,应结合临床判断,若可能存在抑郁或者焦虑情绪,则需要注意对不良情绪状态进行管理。

(1)适量运动　建议孕产妇通过运动调整情绪。应鼓励没有运动禁忌证的孕产妇进行适当的体育锻炼,进而调整情绪状态。

(2)减压干预　提供团体或者个体心理干预方法,支持、陪伴孕产妇,缓解压力、改善其心理状况。

(3)家庭支持　加强对孕产妇家人的心理健康教育,提高其支持和陪伴孕产妇技巧,促进其积极陪伴孕产妇的行为,建立良好的家庭支持系统。

(4)远程干预　通过计算机辅助的认知行为治疗,或者网络、电话等远程心理咨询和心理支持方式帮助孕产妇应对负性情绪。

2. 精神心理疾病的处理

处理孕产妇相关精神心理疾病时,权衡治疗和不治疗对母亲和胎儿的风险很重要,应向患者及家属讲明治疗与不治疗的风险与获益。治疗应根据疾病的严重程度、复发的风险、尊重孕妇和家属的意愿来调整。目前妊娠期使用药品的安全性很少得到严格设计的前瞻性研究的验证,尚无定论。

(1)轻度至中度抑郁/焦虑

心理健康问题自救:教授孕产妇孕产期抑郁和焦虑等症状的识别和应对方法,告知其求助途径,鼓励孕产妇在情绪不佳的时候积极寻求专业帮助。

结构化的心理治疗:通过认知行为治疗、人际心理治疗、基于正念/静观的认知治疗、心理动力学治疗等专业的心理治疗技术,帮助孕产妇调整偏倚认知、缓解负性情绪,提升心理能量。

充实生活:鼓励没有运动禁忌证的孕产妇进行适当体育锻炼,鼓励做自己感兴趣或者能让自己感到身心愉悦的活动。

利用社会支持系统:建议家人参与到整个孕产期过程中,帮助和陪伴孕产妇,同时鼓励孕产妇加强对支持系统的利用度,比如主动寻找可信任的人进行倾诉、寻求专业人士的帮助等。

互联网远程心理支持:计算机辅助的自助式认知行为治疗、网络/电话等远程形式的心理咨询可作为辅助孕产妇应对心理问题的方式,并告知其转诊信息。

持续监测:建议孕产妇及家人关注情绪变化,发现情绪变得严重,并影响到正常社会功能的时候,一定要到专业机构寻求帮助。

(2)中度至重度抑郁/焦虑

药物治疗:重度或有严重自杀倾向的妊娠期抑郁患者可以考虑抗抑郁药治疗。当前孕妇使用最多的抗抑郁药为5-羟色胺再摄取抑制剂类,应尽可能单一用药,用药应考虑既往治疗情况、产科病史(如流产或早产的其他风险因素)等。除帕罗西汀外,孕期使用SSRI类抗抑郁药并未增加患儿心脏疾病和死亡风险;但可能增加早产和低体重风险。SNRI类药物和米氮平可能与发生自然流产有关。队列研究显示,孕晚期使用抗抑郁剂可能与产后出血有关。产后抑郁的治疗与其他时段的抑郁无显著差异,主要区别点在于母亲是否哺乳。应同时考虑婴儿的健康和出生时的胎龄。SSRI可以作为产后中度至重度抑郁的一线药物，除氟西汀外在乳汁中浓度较低。

心理治疗：心理治疗的方法可以包括但不限于认知行为治疗、人际心理治疗、基于正念的认知疗法、系统家庭治疗、精神分析等方法。

物理治疗：电休克治疗可以作为产后重度抑郁的治疗方法，尤其是存在高自杀风险或高度痛苦，已经持续接受抗抑郁药治疗足够长时间，且对一个或多个药物剂量治疗都没有反应时的情况。对于药物治疗无效或不适宜用药的重度、伴精神病性症状、高自杀风险的患者，可考虑使用改良电抽搐休克治疗。

(3)严重精神疾病

疾病范围：孕产妇严重精神疾病主要包括既往已患病及新发的精神分裂症、双相情感障碍、产后精神病等。

长期用药：一些精神疾病患者发现自己怀孕后，可能会自行骤停正在服用的药物，这可能会升高停药综合征及复发的风险，故应避免。对于患有严重精神疾病女性孕前或孕期已经停药者，应监测早期复发迹象。

衡量利弊：精神疾病治疗药物可通过胎盘或乳汁使新生儿出现一些不良反应，如过度镇静、椎体外系反应、中毒等；但如果不用药治疗，妊娠期病情不稳定，可能会发生潜在的胎盘不完整和胎儿中枢神经系统发育不良，而且对患者自身带来危害。故应综合评价、科学合理使用药物。

注意事项：给孕妇开具任何精神科药物均应谨慎。考虑到复发风险，通常不建议在妊娠期更换抗精神药治疗，权衡利弊后，建议直接使用对该患者最有效的药物。心境稳定剂和苯二氮草类药物对胎儿畸形及行为影响更密切，在妊娠期间和哺乳期使用应更为谨慎。丙戊酸盐可能会造成新生儿出现重大畸形，所以育龄女性和孕妇尽量不使用丙戊酸钠。孕妇使用锂剂，必须对其血液水平进行监测，并可能需要调整剂量。

药物使用与母乳喂养：精神症状复发风险高，需要维持药物治疗。产妇服用药物，药物进入母乳，但浓度小于母亲的10%，导致婴儿出现剂量相关不良反应可能较小，仍需要药物治疗的产妇，在可行的情况下可以计划母乳喂养。母乳喂养的女性应该谨慎使用氯氮平，并在婴儿出生后的头六个月每周监测一次白细胞计数。如果使用抗惊厥药物，应对婴儿密切监测和新生儿专家咨询。尽量避免对母乳喂养女性使用锂剂。

3. 心理危机预防与干预

关注孕产妇的自杀和自伤问题，留意孕产妇的情绪变化，并警惕自杀风险。在孕产妇有抑郁情绪或者流露出自杀相关的信号时，要评估其是否有自伤或者自杀的想法和计划、计划实施的可能性、自杀工具的可得性等，综合评估自杀风险。

如果评估孕产妇有明确的自杀或者自伤想法的时候，建议其到精神卫生机构进行专业的评估或者邀请精神科医生进行联络会诊。

做好预防自杀的心理健康教育，使孕产妇和其家人了解自杀的相关知识和可寻求帮助的资源，关注孕产妇的情绪变化和安全状况。尤其在孕产妇表达有强烈自杀想法的时候，要保证身边有人陪伴。医疗机构应制定完善孕产妇自杀危机干预预案，一旦孕产妇出现自杀行为，能够根据预案，有条不紊地进行危机干预。

(五)孕产妇心理健康服务模式

1. 服务机构

孕产妇心理健康服务可通过社区卫生服务中心(乡镇卫生院)、助产机构和设置精神科/心理科/心身医学科的相关医疗机构开展，并与常规孕产期保健服务相结合。

2. 多学科协作的转会诊机制

鼓励精神科/心理科/心身医学科为本机构或者所在地区的助产机构提供心理保健服务技术指导和支持，建立及完善多学科联络会诊机制（包括妇产科、精神科、新生儿科、内外科等），在不同医疗机构和科室之间形成协作体系，共同制定孕产期心理健康管理计划，加强相关科室人员心理危机识别意识，建立中重度以上心理问题孕产妇的转介机制，畅通转诊合作的绿色通道，完善转诊网络体系。

3. 新型科技形式的心理健康服务

在服务提供的过程中，可采用“互联网+”、人工智能等方式为孕产妇提供宣教、筛查、咨询等优质便民的心理保健服务，逐步扩大心理保健服务覆盖面，不断丰富服务内容。

（六）常用量表

1. 妊娠压力量表

妊娠压力量表得分分级标准：0 分代表没有压力，0.001～1.000 代表轻度压力，1.001～2.000 代表中度压力，2.001～3.000 代表重度压力。

2. 分娩恐惧量表

分娩恐惧量表包括 4 个维度 16 个条目，按 1～4 级评分（1＝从来没有；2＝轻度；3＝中度；4＝高度），量表总分为 16～64 分，得分越高表明分娩恐惧的程度越严重，得分 16～27 分、28～39 分、40～51 分、52～64 分分别代表无、轻度、中度、高度分娩恐惧。

3. 爱丁堡产后抑郁症自测量表

爱丁堡产后抑郁症自测量表（EPDS）量表是自评量表，主要用于产后抑郁的筛查、辅助诊断和评估。量表为 0～3 分的 4 级评定，症状出现频度越高，得分越高。量表总分≥13 分时为存在产后抑郁症状群。

4. 抑郁症筛查量表

抑郁症筛查量表（PHQ-9）量表是自评量表，主要用于基层卫生机构的内科或妇产科门诊患者中筛查或辅助诊断抑郁症。量表总分 0～4 分：无抑郁症状，5～9 分为轻度，10～14 分为中度，15 分以上为重度。PHQ-9 也可用来做抑郁症的辅助诊断，总分≥10 分为可能是抑郁症，其分界值一般认为是 11。

5. 抑郁自评量表

抑郁自评量表（SDS）量表是自评量表，用于衡量抑郁状态的轻重程度及其在治疗中的变化。SDS 的分界值为 53 分，其中 53～62 分为轻度抑郁，63～72 分为中度抑郁，72 分以上为重度抑郁。

6. 焦虑症筛查量表

焦虑症筛查量表（GAD-7）量表是自评量表，可用于评估焦虑症状的严重程度。量表总分 0～4 分：无具临床意义的焦虑，5～9 分为轻度，10～14 分为中度，15 分及以上为重度。GAD-7 也可用来做焦虑症的辅助诊断，总分≥10 分可能是焦虑症的分界值。

7. 焦虑症自评量表

焦虑症自评量表（SAS）量表用于评定焦虑患者的主观感受。SAS 的分界值为 50 分，其中 50～59 分为轻度焦虑，60～69 分为中度焦虑，69 分以上为重度焦虑。

（中华预防医委会心身健康学组，
中国妇幼保健协会妇女心理保健技术学组）

音视频数字资源

血压测量

如何正确测量体温

如何正确测量脉搏

心脏复苏

如何拨打120

正确的哺乳姿势，您知道吗

如何给宝宝洗澡

如何给宝宝换尿布

止血方法